Die Inhalte des vorliegenden Buches wurden sorgfältig recherchiert und werden nach bestem Wissen und Gewissen weitergegeben. Dennoch übernehmen weder der Autor noch andere an der Entstehung des Buches mitwirkende Personen Haftung für eventuelle Schäden, die in irgendeiner Form aus den enthaltenen Hinweisen resultieren. Die Anwendung von Qigong zu Heilungszwecken sollte nicht ohne die persönliche Begleitung eines Qigong-Meisters erfolgen. Alle Übungen sollten stets unter kompetenter Anleitung erlernt und regelmäßig auf ihre korrekte Ausübung hin kontrolliert werden. Die Informationen aus diesem Buch sind nicht als Therapie- oder Diagnoseanweisungen im schulmedizinischen Sinne zu verstehen. Sie stellen keinen Ersatz für eine ärztliche Beratung und Behandlung dar.

www.neijin-qigong.com

Verlag: Yess Yess Verlagsagentur
20sec UG (haftungsbeschränkt)
www.twentyseconds.de
Roschdohler Weg 93 - 24536 Neumünster

Druck: tredition GmbH, Halenreie 40-44,
22359 Hamburg

ISBN
Paperback 978-3-98631-021-9
Hardcover 978-3-98631-022-6
E-Book 978-3-98631-023-3

Bibliografische Information der Deutschen Nationalbibliothek:
Die Deutsche Nationalbibliothek verzeichnet diese Publikation in der Deutschen Nationalbibliografie; detaillierte bibliografische Daten sind im Internet über http://dnb.d-nb.de abrufbar.

1. Auflage 2022

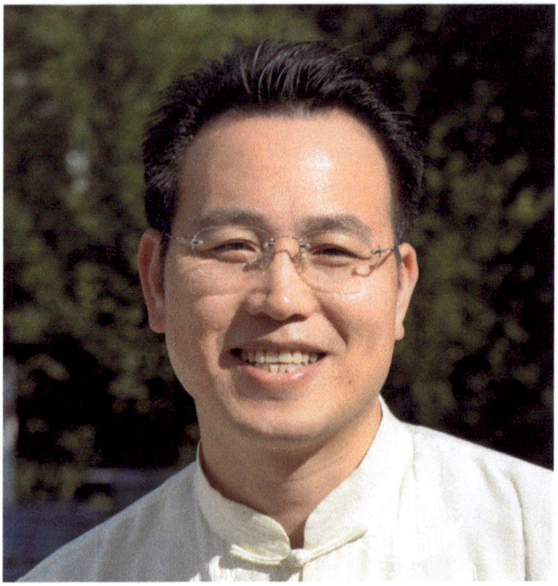

Buyin Zheng, geb. 1971 in China, ist Qigong-Großmeister und Traditionell Chinesischer Mediziner. Er entstammt einer Familie, deren Geschichte seit langer Zeit eng mit dem authentischen medizinischen Qigong verbunden ist. Von Kindheit an erhielt er Unterricht in Qigong, Gongfu und Taijiquan. Er wurde von berühmten Meistern mit buddhistischen und daoistischen Wurzeln ausgebildet und nach strengen Prüfungen bereits in jungen Jahren selbst Meister. Buyin Zheng ist autorisierter Vertreter des Shaolin Neijin Yizhichan® in der 20. Generation. Für mehrere Jahre studierte er zudem intensiv die Traditionelle Chinesische Medizin (TCM).

Seit 1999 lebt und wirkt Buyin Zheng in Deutschland. Er leitet die Internationale Neijin QiGong Akademie und ein Zentrum für Traditionelle Chinesische Medizin in Düsseldorf. Neben Qigong-Kursen, -Seminaren und -Ausbildungen bietet er persönliche Beratungen und betriebliche Gesundheitsprävention an. In Fachartikeln, Büchern und Vorträgen publiziert er auf leicht verständliche Weise praxisorientiertes Wissen zur chinesischen Heilkunst und zum Qigong. Sein innerster Antrieb ist, Menschen ein Leben in Harmonie und Gesundheit zu ermöglichen.

Taidan® Heilung

Das von Großmeister Buyin Zheng entwickelte System der Taidan® Heilung basiert auf den großen, traditionellen philosophischen Lehren Chinas wie dem Daoismus, dem Konfuzianismus und dem Buddhismus sowie den weitreichenden Erkenntnissen des authentischen Qigong und der Traditionellen Chinesischen Medizin (TCM).

Der Name des Systems deutet bereits auf dessen ganzheitliche Ausrichtung hin: Während „Tai" für das Universum steht und somit die Weite symbolisiert, repräsentiert „Dan" die Lebensenergie „Qi". Das Ziel der Taidan® Heilung ist das Erreichen einer harmonischen Einheit von Mensch und Natur und damit einhergehend der tiefgreifenden Gesundheit von Körper, Geist und Seele.

Die Taidan® Heilung verfügt über ein umfassendes und bewährtes Methoden-Repertoire. Dazu gehören u.a. Qigong-Übungen in Bewegung und Stille, ursachenklärende Diagnosen, spezielle Massagen (Yizhichan®-Tuina), Akupressur, Akupunktur, Waiqi-Behandlungen bzw. Energieübertragung, Ernährungsberatung, Meditationen und die Förderung der psychisch-spirituellen Entwicklung.

Diese z.T. jahrtausendealten, millionenfach bewährten Methoden setzen starke und nachhaltige Impulse zum Aufbau der Abwehr- und Selbstheilungskräfte. Sie ermöglichen die Entwicklung und Nutzbarmachung der vielfältigen menschlichen Potentiale. Taidan® Heilung fördert die innere Kraft, schenkt Gelassenheit, stärkt Vitalität und steigert die Lebensfreude.

Buyin Zheng

Der Pfad der Gesundheit

Geheimnisse der chinesischen Heilkunst

Inhalt

Danksagung

Mein Dank richtet sich an alle Philosophen, Gelehrten und traditionellen Ärzte Chinas. Ohne ihre sorgfältigen Beobachtungen, ihre klugen Interpretationen, ihren Erfahrungsschatz und ihr Wissen hätte dieses Buch nicht entstehen können.

Mein Dank gilt all jenen Meistern, bei denen ich seit Kindheitstagen lernen darf und die mir das Vertrauen schenken, das überlieferte Wissen zu bewahren und verantwortungsbewusst an die nächste Generation weiterzugeben. Besonders danke ich meinem Meister Yinsheng Yao, der mich im Shaolin Neijin Qigong (Shaolin Neijin Yizhichan®) ausgebildet und zu seinem direkten Nachfolger ernannt hat. Bis heute gewährt er mir in allen Bereichen des Lebens seine Unterstützung und schenkt mir Mut und Kraft.

Ich danke aus ganzem Herzen meinen Eltern und meiner Familie. Ihre Begleitung hat mich stets inspiriert, meinem Lebensziel treu zu bleiben: Menschen zu helfen.

Besonderer Dank gilt auch Simone Fella und Dr. Niels Bohn, die mich schon seit vielen Jahren beim Finden der passenden deutschen Worte unterstützen. Für ihre aktive Mitarbeit am vorliegenden Buch danke ich darüber hinaus Birgit Koch, Dr. Ulrich Fricke und Christoph Küskens.

Für anregende Gespräche und die ganz praktische Unterstützung bei vielen meiner Projekte danke ich zudem Dr. Mariya Nacheva-Raab, Dr. Alexander Raab und Ulrich Hoffmann.

Ich danke meinen Schülerinnen und Schülern, die dazu beitragen, das Wissen über die traditionelle chinesische Heilkunst und das authentische Qigong in der westlichen Welt zu verbreiten.

Nicht zuletzt danke ich allen Leserinnen und Lesern für Ihr Interesse und die Bereitschaft, das eigene Leben und damit einen Teil der Welt gesünder und harmonischer zu gestalten.

Mögen Gesundheit und innerer Frieden Sie stets begleiten.

Einleitung

Unserem Körper gebührt als Träger des Lebens eine besondere Wertschätzung. Nur durch ihn können wir die Pläne des Geistes umsetzen und unser Leben aktiv gestalten. Dieser Zusammenhang ist uns im Alltag oft nicht bewusst. Für einen achtsamen Umgang mit uns selbst nehmen wir uns viel zu selten die Zeit. Mit diesem Buch lade ich Sie ein, innezuhalten. Lassen Sie sich von den großen und kleinen Wundern, die unser Körper und unser Geist in sich tragen, faszinieren und gewinnen Sie ein ganz neues Verständnis von Gesundheit und Glück.

Im Zentrum der Betrachtungen steht die Einheit von Körper und Geist. Aus Sicht der traditionellen chinesischen Heilkunst spielen dabei die inneren Organe eine besondere Rolle. Sie erfüllen in feiner Abstimmung miteinander wichtige physiologische Aufgaben – doch das ist längst nicht alles. Die inneren Organe stehen direkt mit unseren Gedanken und Emotionen in Verbindung und prägen darüber auch unser Sprechen und Handeln. Die Gesundheit und die Harmonie, die wir uns alle für unser Leben ersehnen, setzt somit direkt bei der Pflege der inneren Organe an.

Nehmen wir ein einfaches Beispiel: Die Leber steht in enger Korrespondenz zu den Augen und den Sehnen. Sie hat außerdem einen direkten Bezug zur Emotion Wut, aber auch zur Tugend des Mitgefühls. Sitzen wir den ganzen Tag am Computer und bewegen uns wenig, führt das oft zu einer Überanstrengung der Augen und einer Verspannung der Sehnen. In der Folge leidet auch die Leber und wir werden immer reizbarer. Umgekehrt wirkt sich eine Disharmonie im Leberbereich oft auf die Augen und Sehnen aus und macht uns ebenfalls anfällig für Wut. Befindet sich die Leber hingegen in Harmonie, sind wir in der Lage, Wut in Mitgefühl umzuwandeln. Auf diese Weise schützen wir die eigene Gesundheit, leben entspannter und können unsere sozialen Beziehungen harmonisch gestalten.

Wenn wir die Zusammenhänge von Körper und Geist besser verstehen, reichen oft schon kleine Veränderungen der Gewohnheiten, um gute Effekte zu erzielen. Im vorliegenden Buch erhalten Sie dazu viele praktische Tipps. Wichtig ist jedoch, dass Ihr Herz für Veränderungen bereit ist. Seien Sie sicher: Gewohnte Reaktionen, vertraute Verhaltensmuster und langjährige Gewohnheiten auf den Prüfstand zu stellen, ist ein Prozess, der Ihnen viel Freude bereiten und Sie von mancher Last befreien kann. Mit gutem Grund besagt ein chinesisches Sprichwort im übertragenen Sinn: „Wer den kleinen Fehlentwicklungen Beachtung schenkt, bleibt von den großen verschont".

Die Inhalte des vorliegenden Buches basieren auf der chinesischen Philosophie von Yin und Yang sowie auf den Lehren von den fünf Elementen und den fünf Wandlungsphasen. Einen weiteren Kern bildet das Wissen über die als Meridiane bezeichneten Energieleitbahnen und über die allumfassende Lebensenergie „Qi". Zudem fließen die Erfahrungen einer über Jahrtausende überlieferten Tradition des authentischen Qigong ein, die eng mit der Harmonie von Körper und Geist verbunden ist. Das Hauptaugenmerk richtet sich jedoch auf die inneren Organe. Der Text beleuchtet ihre vielfältigen Beziehungen, beispielsweise zu anderen Bereichen des Körpers, zu Farben, Lauten und Tönen sowie zu geistigen Aspekten, Tugenden und Emotionen. Anschließend erfolgt eine detaillierte Betrachtung jedes einzelnen Organs. Dabei werden die physiologischen Funktionen umrissen, die geistigen Aspekte benannt und der Bezug zu bestimmten Erkrankungen erklärt. Abgerundet werden diese Betrachtungen jeweils mit Impulsen für eine harmonische und gesundheitsfördernde Lebensgestaltung.

Das Buch ist sowohl für Laien, als auch für Kenner der traditionellen chinesischen Heilkunst gut geeignet. Es richtet sich somit an alle Menschen, die ihre Gesundheit aktiv bewahren, verbessern oder wiedererlangen möchten. Profitieren können darüber hinaus Menschen, die sich für Naturheilverfahren und alternative Medizin interessieren. Unter anderem Ärzten, TCM-Therapeuten, Akupunkteuren, Heilpraktikern, Physiotherapeuten und Psychologen kann das Buch als wertvoller Ratgeber für ihre tägliche Arbeit dienen. Auch Menschen, die im sozialen Bereich tätig sind, wird es spannende neue Sichtweisen eröffnen. Lesenswert ist es nicht zuletzt für all jene Menschen, die sich für die chinesische Kultur und Philosophie interessieren.

Möge die Lektüre auch Ihnen einen Weg zu Gesundheit und innerem Frieden öffnen.

Buyin Zheng

Die inneren Organe in der Denkweise der Traditionellen Chinesischen Medizin (TCM)

Der „Klassiker des Gelben Kaisers zur inneren Medizin“ ist ein grundlegendes Lehrbuch der Traditionellen Chinesischen Medizin (TCM). In diesem über 2.000 Jahre alten Werk wird die besondere Denkweise der TCM erläutert, nach der die inneren Organe sowohl rein anatomisch als auch über Umwandlungsprozesse des Qi miteinander verbunden sind. Was hier so theoretisch klingt, ist an sich sehr einfach: Alles basiert auf dem Qi – der Lebensenergie. Je nach Aufgabe und Ort kann das Qi verschiedene Gestalt annehmen. In manchen Formen ist es für das menschliche Auge sichtbar, in anderen nicht. In vielen Formen ist es kraftspendend und gesundheitsfördernd, in anderen erschöpfend und krankmachend. Das Qi ist die treibende Kraft für alle Prozesse, die uns am Leben halten – so zum Beispiel für die Atmung, die Umwandlung der Nahrung sowie für unsere Reaktionen auf innere Reize und äußere Einflüsse. Es gilt, das Qi gut zu pflegen, denn auf ihm basiert letztlich das Zusammenspiel der inneren Organe, welches aus Sicht der TCM neben den Organen selbst auch deren geistige Aspekte sowie das Blut umfasst.

Das chinesische Schriftzeichen für Qi

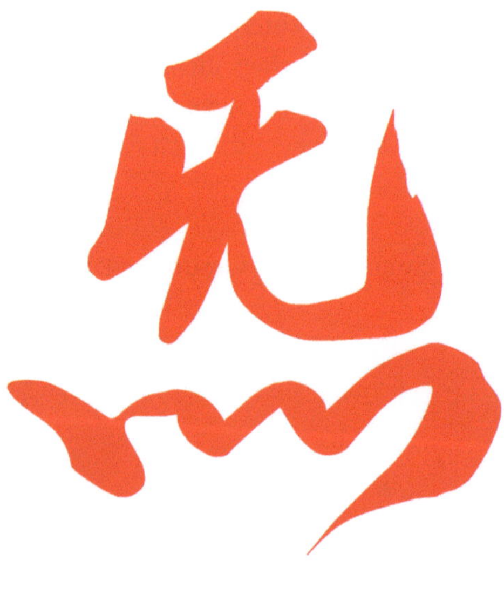

Den Zustand des Qi und der inneren Organe können wir am äußeren Erscheinungsbild eines Menschen erkennen. Kurz gesagt: Das Innere spiegelt sich im Äußeren wider. Die genaue Kenntnis der Zusammenhänge zwischen dem Zustand der inneren Organe und dem äußeren Erscheinungsbild ist eine wichtige Grundlage der TCM. Mit ihrer ganzheitlichen Betrachtungsweise greift die TCM dabei auf ein vollständiges System von Wechselwirkungen zurück. Dazu heißt es in den klassischen Lehrbüchern: „Die Leber öffnet sich über die Augen und manifestiert sich in den Nägeln. Die Milz öffnet sich über den Mund und manifestiert sich in den Lippen."

Die inneren Organe umfassen nicht nur die rein physische Struktur, sondern haben jeweils ein eigenes Bewegungs- und Beziehungssystem, innerhalb dessen sie ihre Aufgaben ausführen. In dieser Denkart liegt ein großer Unterschied zwischen der TCM und der Schulmedizin. Magenschmerzen werden nach Ansicht der Schulmedizin beispielsweise oft auf Entzündungen oder Bakterienbefall zurückgeführt. In der TCM geht man jedoch davon aus, dass der Ausgangspunkt bei der Leber liegen kann. Ist dieses Organ in Disharmonie, ist es möglich, dass die Leber den Magen übermäßig kontrolliert. Die Ursache der Magenschmerzen liegt dann in der Leber begründet und wird möglicherweise durch zu viel Stress oder einen hohen Druck hervorgerufen. Wenn eine Person Probleme hat Entscheidungen zu treffen, wird man in der Schulmedizin wahrscheinlich annehmen, dass psychische Probleme bestehen. In der TCM hingegen ist man der Ansicht, dass die Entscheidungsfähigkeit durch den Zustand der Gallenblase beeinflusst wird. Ist das Gallen-Qi schwach, ist in der Folge auch die Entscheidungsfähigkeit schwach.

Da die grundlegenden Denkweisen der TCM und der Schulmedizin unterschiedlich sind, ist auch der jeweilige Analyseprozess einer Krankheit verschieden. Die TCM folgt bei der Analyse stets sowohl der sichtbaren Anatomie als auch psychischen und emotionellen Faktoren. Man sagt hier nicht, dass ein Organ krank ist, sondern geht davon aus, dass der Mensch erkrankt ist, weil es eine Störung im Zusammenwirken der inneren Organe sowie ihrer geistigen Aspekte gibt. Die Analyse der Krankheit folgt diesem Gedanken konsequent, so dass man schließlich die wirkliche Ursache der Krankheit findet.

Wie bereits dargestellt, spiegelt sich der Zustand eines jeden inneren Organs im Äußeren des Körpers wider. So ist schon an einem einzigen Finger der Zustand der sogenannten fünf Zang-Organe Leber, Herz, Milz, Lunge und Nieren erkennbar. Die Betrachtung des Fingers beginnt mit der Haut: Ist sie glänzend und verfügt sie über Feuchtigkeit, ist das Lungen-Qi gesund. Tiefer unter der Haut befinden sich die Muskeln, die von der Milz kontrolliert werden. Ein zu dünner Finger gibt einen Hinweis auf ein Problem mit den Muskeln, das wiederum durch eine Schwäche der Milz verursacht worden sein kann. Tief im Inneren der Muskulatur fließt das Blut. Wenn der Finger oft kalt ist, so ist wahrscheinlich die Funktion des Herzens die Blutgefäße zu kontrollieren geschwächt und es ist möglich, dass Herzprobleme bestehen. Ebenfalls im Inneren des Fingers verlaufen die Sehnen, die durch die Leber kontrolliert werden. Ist die Bewegungsfähigkeit des Fingers eingeschränkt, ist das ein Anzeichen für eine möglicherweise schwache Leberfunktion. Noch tiefer im Inneren des Fingers befinden sich die Knochen. Durch die Betrachtung der Knochen kann auf den Zustand der Nieren geschlossen werden.

Nach Ansicht der TCM stehen die inneren Organe über das Erscheinungsbild des Körpers hinaus mit weiteren Aspekten der äußeren Welt in Beziehung. Beispielsweise haben die inneren Organe eine Verbindung zu den Jahreszeiten und reagieren auf diese. Schauen wir uns das etwas genauer an: Der Frühling wird in der TCM mit der Geburt in Verbindung gebracht. Beide stehen für den Aufbruch in ein neues Leben. Die Leber verfügt über vergleichbare Eigenschaften und wird im Frühling daher besonders aktiviert. Der Sommer entspricht dem Wachstum, der Ausdehnung und der Ausbreitung. Diese Eigenschaften korrespondieren mit dem Herz. Im weiteren Verlauf der Jahreszeiten sind die Milz dem Spätsommer und der Umwandlung, die Lunge dem Herbst und der Ernte sowie die Nieren dem Winter und der Speicherung zugeordnet.

Zusammenfassend lässt sich festhalten: Die Denkweise, dass sich das Innere des Körpers im Äußeren widerspiegelt und dass alle Organe durch ein System von Wechselwirkungen untereinander verbunden sind, ist ein besonderes Merkmal der TCM. Dieser Grundsatz folgt einzig dem Prinzip, den Lauf des Qi im gesamten Körper zu betrachten.

Körper und Geist sind eine Einheit

Dass Körper und Geist miteinander verbunden sind, können wir an ganz alltäglichen Situationen immer wieder selbst erleben. Stellen Sie sich beispielhaft folgende Situation vor: Herr B. steht an einem sonnigen Frühlingsmorgen gut gelaunt auf. Es ist sein erster Urlaubstag. Er freut sich auf ein entspanntes Frühstück und die geplante kleine Wanderung mit Freunden. Doch dann stößt er sich aus Unachtsamkeit so stark den Zeh, dass er kaum zum Küchentisch, geschweige denn vor die Haustür kommt. Neben den körperlichen Schmerzen machen sich Enttäuschung und vielleicht sogar Traurigkeit oder Wut in ihm breit. Der Körper hat so auch den Geist in Mitleidenschaft gezogen. Umgekehrt gilt Vergleichbares. Eine einfache Nachricht und die dadurch ausgelösten Gedanken und Gefühle können direkte Auswirkungen auf den Körper haben. Auch hierzu ein Beispiel: Frau M. litt bis eben unter furchtbaren Nackenverspannungen und Kopfschmerzen. Es war einfach zu viel, was sie beruflich zu tragen hatte. Sie fühlte sich zunehmend überfordert und war insgeheim wütend auf den Chef, der ihre Situation nicht zu erkennen schien. Doch plötzlich ging das Telefon. Der Chef bat Frau M. zu sich und bedankte sich zunächst für ihr Engagement und ihre gute Arbeit. Prompt ging es Frau M. besser. Als der Chef ihr nun noch offenbart, dass ihr zukünftig eine Kollegin, die sie bereits kennt und sehr schätzt, zur Seite stehen und sie unterstützen wird, spürt sie förmlich wie eine Last von ihr abgleitet und sich die Kopfschmerzen zu lösen beginnen. Am liebsten möchte sie vor Freude tanzen.

Die Verbindung zwischen Körper und Geist, um die es in der TCM geht, greift noch tiefer und die hier zugrunde liegende Denkweise unterscheidet sich erheblich von jener der westlichen Medizin. Körper und Geist beeinflussen einander nicht nur, sondern sie bilden ganz wörtlich genommen eine Einheit. Aus diesem Blickwinkel heraus eröffnen sich neue Chancen, die Ursachen von Krankheiten zu erkennen, sie zu überwinden und die Gesundheit zu pflegen.

Eine der Besonderheiten der TCM liegt darin, den inneren Organen geistige Aspekte zuzuordnen, die je nach (energetischem) Zustand Einfluss auf unsere Emotionen und Gedanken nehmen und so die Gesundheit, den Charakter und letztlich unser Leben beeinflussen. Von großer Bedeutung ist hier der Haupt-Geist (Shen), der seine Wohnstätte im Herz hat. Ist der Haupt-Geist kraftvoll und gesund, so verfügen wir über eine positive Ausstrahlung, Lebensfreude und geistige Klarheit.

Auch andere Organe verfügen aus Sicht der TCM über eigene geistige Aspekte:

Der Leber werden die drei Wanderseelen (Hun) zugeordnet, die eine wichtige Quelle für Lebensziele, Pläne, Projekte und in die Zukunft gerichtete Visionen sind. Neben diesen gemeinsamen Funktionen kommen den drei Wanderseelen jeweils noch eigene Aufgaben zu. So trägt eine von ihnen besondere Verantwortung für unsere Vitalität und Kraft, eine andere hingegen für den Wohlstand. Die dritte Wanderseele bildet eine Art Gegenpol, indem sie fortwährend versucht, zu ungesunden Verhaltensweisen zu animieren.

Der Lunge werden die sieben Körperseelen (Po) zugeordnet, die zu Lebzeiten des Menschen Verantwortung für verschiedene physiologische Aktivitäten sowie für Empfindungen und Sinneswahrnehmungen haben. Eine der Körperseelen steht zudem in Bezug zur Sexualität.

Der Vollständigkeit halber seien an dieser Stelle auch die geistigen Aspekte der Milz und der Nieren erwähnt: Die Milz beherbergt den Intellekt (Yi). Der Intellekt ist für das Denken, das Gedächtnis und die Konzentration zuständig. Die Nieren sind die Heimstätte der Willenskraft (Zhi), die mit Entschlossenheit und Antrieb in Verbindung gebracht wird.

Eine wichtige Brücke zwischen der physischen und der psychischen Ebene bilden die Meridiane. Fließt in ihnen das Qi frei und harmonisch, sind Körper und Geist gesund.

Die Lebensenergie „Qi" und die Meridiane

Qi – dieser grundlegende Begriff der chinesischen Philosophie und der TCM ist kaum mit einem einzigen deutschen Wort zu erfassen. Die häufig zur Übersetzung genutzten Begriffe Luft, Atem, Energie oder Lebensenergie geben immer nur bestimmte Teilaspekte wieder. Um das Allumfassende des Qi zu verstehen, brauchen wir Umschreibungen und Erklärungen.

Legen wir als vielleicht passendste Übersetzung den Begriff „Lebensenergie" zugrunde. In der chinesischen Philosophie gilt das Qi tatsächlich als Ursprungskraft des Lebens. Es steht sowohl für die Energie des Universums als auch für die Energie eines jeden Individuums. In diesem Sinne ist es die Grundlage jeglicher Existenz. Vereinfacht ausgedrückt könnte man sagen: Alles was existiert ist Qi – nur in unterschiedlichen Erscheinungsformen. Der Stuhl, auf dem Sie sitzen, ist ebenso Qi wie das Buch, das Sie in der Hand halten oder die Kleidung, die Sie tragen. Die schöne Blume im Garten und der Baum im Park sind Qi. Der Hund Ihres Nachbarn, der Vogel auf dem Ast, das Reh auf dem Feld, und selbst die Luft, die sie atmen, alles ist Qi. Auch Ihr Körper und Ihr Geist, Ihre Gedanken und Gefühle sind letztlich Formen des Qi. Das Qi lässt sich somit als feinstoffliche Substanz beschreiben, die je nach Erscheinungsform für das menschliche Auge sichtbar oder unsichtbar ist. Bezugnehmend auf das Leben des Menschen kann Qi zudem als Verbindung von Energie und Information betrachtet werden.

Im Zusammenhang mit dem menschlichen Organismus werden dem Qi verschiedene Aufgaben zugeordnet. Im Rahmen der TCM hat sich diesbezüglich eine komplexe Qi-Lehre entwickelt, die bei der Pflege der Gesundheit ebenso hilfreich ist wie bei der Findung von Krankheitsursachen und bei der Heilung. Das Qi gilt hier als die Quelle aller menschlichen Bewegungen, seien es willkürliche, wie zum Beispiel das Laufen, halbwillkürliche, wie die Atmung oder unwillkürliche, wie die Verdauung. Durch Qi werden Blut und Körperflüssigkeiten bewegt sowie Organe an ihrem Platz gehalten. Das Qi wärmt den Körper und schützt ihn vor schädlichen Einflüssen.

Chinesische Meister und Mediziner haben schon vor über 2.000 Jahren besondere Energie-Leitbahnen, sogenannte Meridiane, beschrieben, die zusätzlich zu den Blutgefäßen, Lymphbahnen und Nerven den gesamten Körper wie ein feines Netz durchziehen und die verschiedenen Körperbereiche miteinander verbinden. Durch diese Meridiane wird mittels Qi ein schneller und dynamischer Austausch von lebenswichtigen Informationen ermöglicht. Der freie Fluss von Qi und dem damit eng verbundenen Blut ist eine wichtige Voraussetzung für das harmonische Zusammenspiel aller körperlichen und geistigen Aspekte und somit auch für unsere Gesundheit und Vitalität.

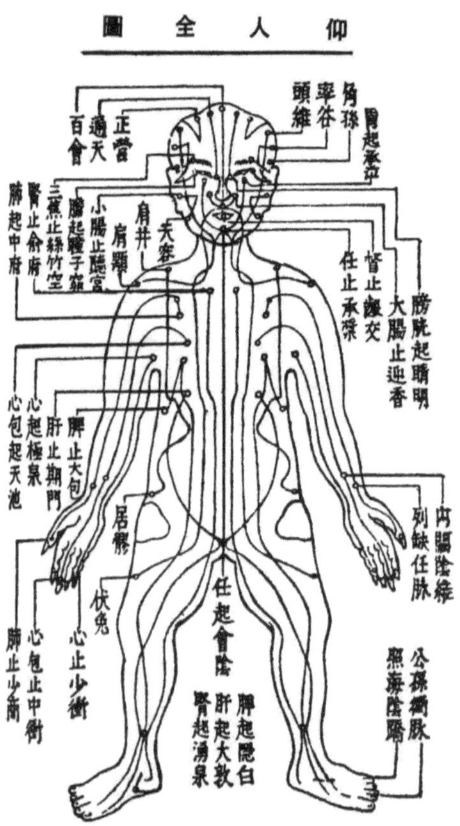

图 16 《类经图翼》全身经脉正面图

Historische Darstellung des Meridiansystems

In der TCM wird bestimmten Meridianen besondere Aufmerksamkeit geschenkt. Dazu gehören der mittig entlang der Körpervorderseite verlaufende Ren Mai und der mittig entlang der Körperrückseite verlaufende Du Mai. Ebenso große Bedeutung kommt den sogenannten zwölf regulären Hauptmeridianen zu, die direkt mit den inneren Organen verbunden sind. Jeder dieser zwölf Meridiane wird im Tagesverlauf zu bestimmten Zeiten unterschiedlich stark durchflossen. Der zugrundeliegende Rhythmus, nach dem jeden Tag zur gleichen Zeit ein Meridian und das dazugehörige Organ für jeweils zwei Stunden besonders stark versorgt werden, basiert auf den Gesetzmäßigkeiten der Natur. In diesen sogenannten Maximalzeiten ist das jeweilige Organ überdurchschnittlich sensibel, weshalb sich Störungen und Disharmonien dann besonders gut erkennen und behandeln lassen.

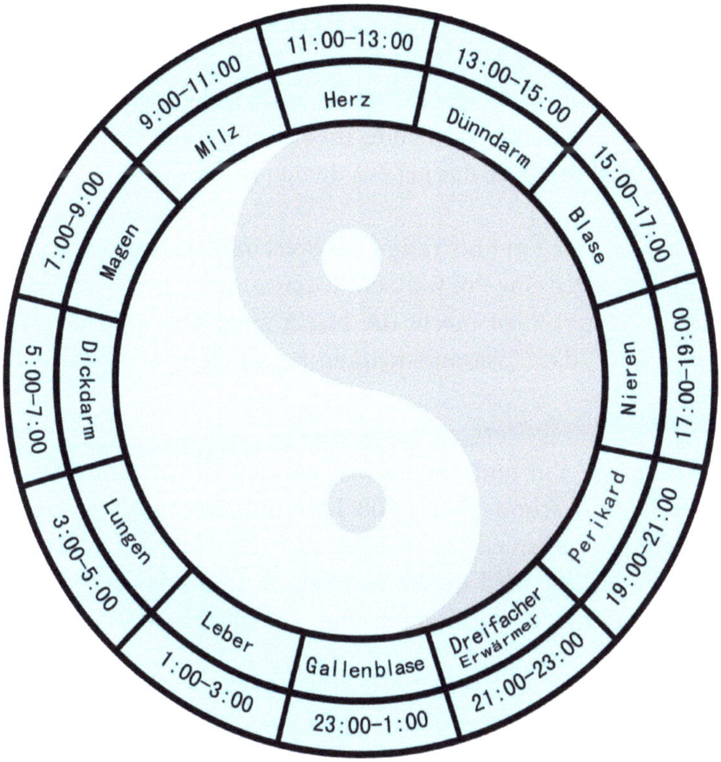

Die Meridian- bzw. Organuhr

Die Pflege der Gesundheit bedeutet im Sinne der chinesischen Heilkunst, das tägliche Leben an den Bedürfnissen von Körper und Geist sowie an den Rhythmen der Natur auszurichten. Das Wissen, zu welcher Zeit welches Verhalten förderlich ist, hilft somit, die Gesundheit und Lebenskraft zu schützen und zu fördern. Doch dazu später mehr.

Yin und Yang – Kräfte des Lebens

„Alles hat zwei Seiten" sagen wir oft. In der chinesischen Philosophie liegt diesem so einfach erscheinenden Satz eine weitreichende Theorie zugrunde, die durchaus als Erklärungsmodell für alle Prozesse des Lebens dienen kann.

Kurz ausgedrückt symbolisieren Yin und Yang zwei Pole, die erst gemeinsam ein vollständiges Ganzes bilden. Der eine Pol wäre ohne den anderen gewissermaßen „bedeutungslos". Erst der Unterschied macht die Nacht zur Nacht und den Tag zum Tag. Erst die Dynamik, das Zusammenwirken beider Pole, ermöglicht Bewegung und Leben.

Die Ursprünge der Lehre von Yin und Yang gehen auf den chinesischen Kaiser Fu Xi zurück und sind somit schon über 4.800 Jahre alt. Sie beruhen auf Beobachtungen des steten Wechselspiels von Nacht und Tag, Dunkel und Hell, Schatten und Licht. Symbolisiert wird dieser Wandel oft durch das sogenannte Taiji-Symbol, in dem man gut die Verbindung und den gegenseitigen Einfluss beider Pole erkennt.

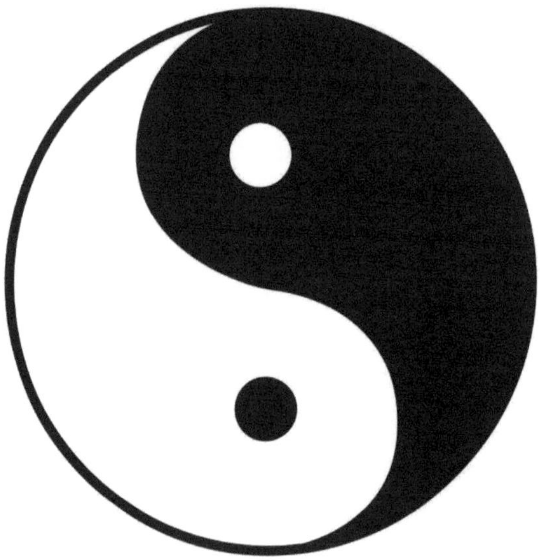

Das Taiji-Symbol

Nimmt der eine Pol zu, so nimmt der andere in gleichem Maße ab. Erreicht einer der Pole seinen Zenit, so setzt automatisch eine Umkehr ein und der andere gewinnt an Stärke. Gleichzeitig trägt jeder Pol den Keim des anderen in sich, was im Taiji-Symbol durch die Punkte innerhalb der geschwungenen Flächen dargestellt wird. Hierzu ein Beispiel: Der Winter gilt als Yin und wird somit jenem Pol zugeordnet, der auch das Dunkle, Innere, Zurückhaltende und Kalte repräsentiert. Der Sommer hingegen gilt als Yang und steht so in Verbindung mit allem Hellen, nach außen Gerichteten, Expansiven und Warmen. Stellen Sie sich nun einen trüben, dunklen und kalten Winter vor. Er steht in unserem Beispiel für das Yin. Mitten in dieser Wintertristesse gibt es nun aber gelegentlich einen klaren Tag, an dem wir die Wärme der Sonne deutlich spüren können und ihr helles, freundliches Licht genießen. Genau dieser Tag ist der kleine Yang-Punkt im Yin, der Keim des Sommers im Winter.

Gemäß der chinesischen Philosophie lassen sich alle Phänomene der Natur, der Gesellschaft und des menschlichen Lebens mit den Kräften von Yin und Yang darstellen. Was dabei dem Yin und was dem Yang zugeordnet wird, hängt jeweils davon ab, wozu es in Bezug gesetzt wird. So gilt zum Beispiel der Mann im Vergleich zur Frau als Yang, der Sohn, obwohl männlich, gegenüber seinem Vater jedoch als Yin. Die Pole von Yin und Yang beschreiben somit keine statische Gesetzmäßigkeit, sondern je nach Blickrichtung wandelbare Beziehungen.

Jedes Yin birgt immer weitere Aspekte des Yin und Yang in sich und auch jedes Yang lässt sich immer weiter in beide Pole untergliedern. Yin und Yang sind ihrem Wesen nach somit unendlich oft teilbar. Beispielsweise gilt die erste Hälfte des Winters als Yin im Yin, die zweite Hälfte hingegen, in der die Tage bereits wieder länger und heller werden, als Yang im Yin. Doch noch etwas anderes zeichnet beide Pole aus: Sie werten nicht. Beide Pole sind gleichberechtigt und gleichermaßen wichtig. Nur gemeinsam bilden sie ein Ganzes.

Gerät die Harmonie zwischen den Polen aus dem Gleichgewicht, so verursacht das Störungen und schließlich Chaos. Hier lässt sich nun ganz direkt die Brücke zur Gesundheit schlagen, denn auch für den Erhalt unserer Vitalität spielen Yin und Yang eine große Rolle. Jeder aktiven Phase sollte eine Phase der Erholung folgen – und umgekehrt. Jede Anspannung braucht den Wechsel zur Entspannung – und umgekehrt. Jede Einatmung braucht eine Ausatmung – und umgekehrt. Wer sich im Alltag aufmerksam beobachtet, merkt gut, wann Yin und Yang im Lot sind und wann es womöglich etwas zu korrigieren gilt.

	Yin	Yang
Makrokosmos (universelle Kräfte)	Erde Mond Nacht Schatten Winter Wasser Materie	Himmel Sonne Tag Licht Sommer Feuer Energie
Mikrokosmos (Mensch)	Frau Rumpf Brustkorb und Bauch Organe Blut Körperinneres	Mann Kopf Rücken Haut und Muskeln Qi Körperäußeres
Zustände und Charaktere	Dunkel Schwarz Negativ Langsam Weich Schwach Passiv Abnehmend Kalt Feucht	Hell Weiß Positiv Schnell Hart Stark Aktiv Zunehmend Warm Trocken
Richtungen und Positionen	Norden Westen Unten Hinten Innen	Süden Osten Oben Vorn Außen
Bewegungen	Sinken Schließen	Aufsteigen Öffnen

Beispiele für Yin- und Yang-Beziehungen

Die fünf Elemente

Der Zustand aller Dinge wird in der chinesischen Philosophie mit Hilfe der fünf Elemente Holz, Feuer, Erde, Metall und Wasser beschrieben. Auch in der TCM finden diese Begriffe Verwendung. Die fünf Elemente beziehen sich dabei nicht auf die jeweiligen Materialien, sondern symbolisieren bestimmte Eigenschaften und Bewegungsformen, die sich in allen Dingen im Universum wiederfinden lassen. Jedem der fünf Elemente kann so eine Vielzahl an Entsprechungen zugeordnet werden. Diese Zuordnungen umfassen unter anderem Organe, Jahreszeiten oder Himmelsrichtungen.

Ändern sich die Dinge, lassen sich diese Veränderungen durch die fünf Elemente und durch die Lehre von den fünf Wandlungsphasen beschreiben.

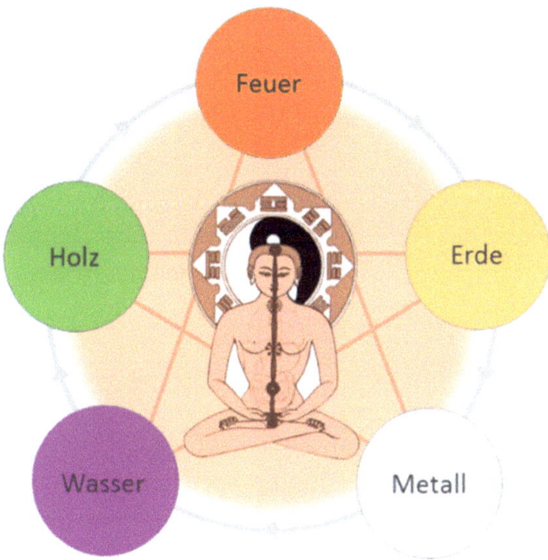

Die fünf Elemente und die fünf Wandlungsphasen

Das Element Holz

Das Element Holz beschreibt die Eigenschaft des Strebens nach außen. Da jedoch nichts über alle Grenzen hinaus wachsen kann, hat es zugleich die Eigenschaft des Zurückhaltens. Die Bewegungsrichtung des Holzes ist die Ausbreitung in alle Richtungen.

Dem Element Holz ist die Leber zugeordnet. Aus diesem Grund sollte das Leber-Qi immer harmonisch fließen und nicht eingeengt werden. Wird das Leber-Qi in seiner Bewegung eingeschränkt, kann die Leber ihrer Aufgabe der Entgiftung nicht ausreichend nachkommen. Wird hingegen das Zurückhalten eingeschränkt, ist es der Leber nicht mehr möglich, das Blut gut genug zu speichern.

Das Element Feuer

Feuer steht für Hitze oder Wärme. Auch dem Element Feuer entspricht daher die Eigenschaft „Hitze“. Die Bewegungsrichtung des Feuers ist das Aufsteigen nach oben.

Dem Element Feuer ist das Herz zugeordnet. Wenn das Herzfeuer nicht stabil ist, können leicht Hitzesymptome, wie ein rotes Gesicht, auftreten.

Das Element Erde

Das Element Erde steht für Wachstum und Speicherung. Die Erde ist eine Quelle des Lebens. Sie lässt alle Dinge wachsen. Zu ihren besonderen Eigenschaften zählt zudem das Zurückhalten und Speichern. Das Element Erde umfasst die Eigenschaften aller anderen Elemente. Seine Bewegungsrichtung ist durch Neutralität und Stabilität gekennzeichnet. In der chinesischen Kultur kommt ihm daher eine sehr wichtige Bedeutung zu.

Das dem Element Erde zugeordnete Organ ist die Milz, die somit über Erde-Eigenschaften verfügt. Zu den Eigenschaften der Milz zählen die Umwandlung und der Transport in alle Richtungen. Sie stellt allen anderen Organen Energie (Qi) zur Verfügung. Ist die Umwandlung und Verteilungsfunktion zu stark, wird die Milz geschwächt. Menschen werden dann häufig dünn und neigen zu erhöhten Zuckerwerten. Wenn die Verteilungsfunktion hingegen zu schwach ist, leiden die Betroffenen oft unter Übergewicht.

Zu den Eigenschaften des Elements Erde gehört es, das Gesäte oder Gepflanzte zu ernten und zu speichern. Auch diese Eigenschaften lassen sich auf den Menschen übertragen: Wenn man beispielsweise seine Gesundheit und seinen Körper nicht pflegt, können sich eingeschränkte Vitalität und Krankheiten einstellen. Schlechte Lebensgewohnheiten haben meist eine schlechte Gesundheit zur Folge.

Das Element Metall

Metall hat zwei Eigenschaften: Festigkeit und Formbarkeit. Seine Bewegungsrichtung ist die Kontraktion, das Zusammenziehen.

Ein Schwert besteht aus Metall. Auf der einen Seite dient es dazu, sich zu schützen, was der Festigkeit zugeordnet wird. Auf der anderen Seite kann damit jemand verletzt werden, was wiederum mit der Formbarkeit übereinstimmt. Formbarkeit steht symbolhaft auch dafür, dass sich ein neuer Lebensstil einstellt. Gilt es eine Situation oder einen Sachverhalt zu beurteilen, so sollten stets alle Aspekte betrachtet werden und die Gedanken sollten offen bleiben.

Dem Element Metall ist die Lunge zugeordnet. Die Lunge kontrolliert das Verteilen und Absteigen von Qi und Flüssigkeiten. Das Verteilen korrespondiert mit der Festigkeit und das Absteigen mit der Formbarkeit. Beides sind Gegenspieler, die nur gemeinsam ein Ganzes bilden. Ohne die Verteilungsfunktion können die Haut und die Körperbehaarung nicht befeuchtet werden. Ohne das Absteigen kann das Qi nicht durch die Meridiane geleitet werden, um Nierenwasser entstehen zu lassen.

Das Element Wasser

Das Element Wasser hat die Eigenschaft „feucht" und seine Bewegungsrichtung besteht im nach unten Fließen. Wasser ist zudem reinigend und klar.

Dem Element Wasser sind die Nieren zugeordnet. Ist die Nieren-Essenz schwach, ist auch die Funktion der Nieren schwach. Ist zusätzlich die Funktion der Blase schwach, Qi umzuwandeln, sind in der Folge die befeuchtenden Eigenschaften des Nieren-Wassers unzureichend. Das macht sich beispielsweise in einer trockenen Zunge bemerkbar. Die Ursache dafür liegt darin, dass der Speichel durch die Nieren-Essenz erzeugt wird. Bei einer schwachen Nierenfunktion gibt es somit nur wenig Feuchtigkeit im Körper.

Weitere Phänomene, die auftreten können wenn die Nieren-Essenz nicht stark genug ist, sind Wasseransammlungen und Schwellungen in den Beinen. Hier spiegelt sich direkt die Bewegungsrichtung des Wassers nach unten wider.

Auch Schlaflosigkeit steht nach Ansicht der TCM mit den Nieren in Verbindung. Sie basiert oft auf einer Disharmonie von Herz und Nieren, bei der das Herz-Feuer aufsteigt und alles Nieren-Wasser absinkt. Die Balance von Feuer und Wasser ist hier gestört.

Element	Zang-Organ (Yin-Organ / „inneres" Organ)	Eigenschaft	Bewegungsrichtung
Holz	Leber	Nach Außen strebend	Alle Richtungen
Feuer	Herz	Wärmend	Nach oben
Erde	Milz	Wachsen lassend und speichernd	Neutral
Metall	Lunge	Sowohl fest als auch formbar	Zusammenziehend
Wasser	Nieren	Feucht	Nach unten

Die Beziehung zwischen Elementen, Zang-Organen, Eigenschaften und Bewegungsrichtungen

Die fünf Elemente und die fünf klimatischen Zustände

Aus Sicht der chinesischen Philosophie lassen sich alle Prozesse der Natur und des Lebens anhand der fünf Elemente und der fünf Wandlungsphasen analysieren und verstehen. Die fünf Elemente dienen dabei als Sinnbilder für bestimmte Eigenschaften und die fünf Wandlungsphasen stehen für die zwischen ihnen auftretenden dynamischen Wechselwirkungen.

Die in der Natur wie auch in der TCM bekannten klimatischen Zustände Wind, Hitze, Feuchtigkeit, Trockenheit und Kälte sind sogenannte Erscheinungsformen der fünf Elemente. Sie werden im Chinesischen als Wuqi (Fünf Qi) bezeichnet und beziehen indirekt die fünf Himmelsrichtungen mit ein, die neben dem Osten, dem Westen, dem Süden und dem Norden auch die Mitte umfassen.

Das Element Holz entspricht dem Wind. Er hat die Eigenschaft der Ausbreitung und die zugeordnete Richtung ist der Osten. Welche ganz praktischen Auswirkungen diese Erkenntnisse haben können, zeigt das folgende Beispiel: In China gibt es eine traditionelle Art der Architektur, die den Regeln des Feng Shui folgt. Die danach errichteten Gebäude verfügen über einen geschlossenen Innenhof. Die Haupttür des Hauses öffnet sich nach Süden. Der Grund ist, dass der Norden die Nieren-Essenz repräsentiert. Ist sie stark, kann die Energie leicht nach Süden und in alle Richtungen transportiert und verteilt werden. Es ist sogar noch besser, wenn die Haupttür nicht exakt nach Süden, sondern leicht nach Südosten gerichtet ist, denn nach dem I-Ging, einem der ältesten klassischen Texte Chinas, liegt im Südosten das Wind-Tor. Eine Eigenschaft des Windes ist es, Pflanzensamen in alle Richtungen zu transportieren und zu verteilen. Ohne Wind würden die Samen nur sehr langsam verteilt. Die Ausrichtung der Haupttür nach Südosten erfolgt, da durch den Wind, der die Samen verteilt, alle Dinge entstehen können. Eine Familie, die wachsen möchte, muss genau diese Eigenschaften des Windes aufweisen. Sie muss ihren Samen weitergeben und sich Generation für Generation immer weiter verteilen und ausbreiten.

Das Element Feuer entspricht der Hitze. Sie hat die Eigenschaft aufzusteigen und die zugeordnete Richtung ist der Süden.

Das Element Erde entspricht der Feuchtigkeit. Sie verkörpert Neutralität und Stabilität und die zugeordnete Richtung ist das Zentrum, die Mitte.

Das Element Metall entspricht der Trockenheit. Sie hat die Eigenschaft des Zusammenziehens und die zugeordnete Richtung ist der Westen.

Das Element Wasser entspricht der Kälte. Ihre Eigenschaft ist das Speichern und die zugeordnete Richtung ist der Norden.

Element	Klimatischer Zustand	Eigenschaft	Himmelsrichtung
Holz	Wind	Verteilend, ausbreitend	Osten
Feuer	Hitze	Aufsteigend	Süden
Erde	Feuchtigkeit	Neutral und stabil	Mitte
Metall	Trockenheit	Zusammenziehend	Westen
Wasser	Kälte	Speichernd	Norden

Die Beziehung zwischen Elementen, klimatischen Zuständen, Eigenschaften und Himmelsrichtungen

Die Zuordnung der fünf Elemente zu den fünf Richtungen

Den fünf Elementen werden fünf Richtungen zugeordnet. Das Holz entspricht dabei dem Osten, der die Entstehung und die Geburt repräsentiert. Das Feuer entspricht dem Süden, der für das Wachstum steht. Das Element Erde ist der Mitte zugeordnet und verkörpert die Umwandlung und den Transport. Dem Element Metall ist der Westen zugeordnet. Der Westen steht für die Ernte. Schließlich entspricht das Element Wasser dem Norden, der für das Speichern steht.

Die fünf Richtungen werden, ihren Eigenschaften entsprechend, mit mythologischen Tieren in Beziehung gesetzt:

Der Osten steht mit dem blaugrünen Drachen in Beziehung, da dieser eng mit der Geburt verbunden ist. Die Hörner des Drachen sind dem Geweih des Rotwildes sehr ähnlich. Dieses Geweih wächst besonders stark im Frühling und symbolisiert so die Geburt.

Der Süden repräsentiert Wachstum bzw. Ausbreitung. Diese Eigenschaften werden durch den roten Pfau symbolisiert, der stets bereit ist, sein Rad zu schlagen. Der Süden steht zudem mit dem Herz in Beziehung. Besteht ein Mangel an Herzblut, kann das Blut nicht bis in die Enden der Extremitäten geleitet werden. Mit anderen Worten: Die Fähigkeit seiner Ausbreitung ist eingeschränkt. In der Folge werden die Hände und Füße oft kalt und es können Schwindelgefühle auftreten.

Die Mitte wird durch den Regenwurm repräsentiert, der durch seine Lebensweise sehr eng mit der Erde verbunden ist. Der Regenwurm symbolisiert das Umwandeln und den Transport. Ist in der TCM von der Mitte die Rede, so sind in der Regel die Organe Milz und Magen gemeint. Sie sind die Quellen des nachgeburtlichen Qi und daher außerordentlich wichtig für die Gesundheit und ein vitales Leben. Zum besseren Verständnis: Es gibt für den Menschen zwei Quellen des Qi – das vorgeburtliche und das nachgeburtliche Qi. Das vorgeburtliche Qi (Yuan-Qi) stammt aus den Nieren. Nach der Geburt wird vorrangig das nachgeburtliche Qi genutzt, das aus der Umwandlung der Nahrung entsteht. Doch gleichzeitig wird im Laufe des Lebens immer auch das vorgeburtliche Qi verbraucht. Wenn dieses erschöpft ist, hat man keine Kraft mehr und das Leben endet. Daher ist es sehr wichtig, dieses Qi zu schützen und zu erhalten. Möglich ist das durch gute Lebensgewohnheiten wie frühes Zu-Bett-Gehen und eine ausgewogene Ernährung. Wenn die Funktionen von Magen und Milz stark sind, kann das vorgeburtliche Yuan-Qi gut gepflegt werden und die Gesundheit bleibt erhalten.

Der Westen ist mit dem weißen Tiger verbunden, der imponiert, über wuchtige Kraft verfügt und viel zu verschlingen vermag. Er symbolisiert Festigkeit und Formbarkeit und steht zudem für die Ernte. Die Farbe „weiß“ repräsentiert einen weißen Nebel, der überall zugleich sein kann.

Der Norden wird durch Schlange und Schildkröte symbolisiert. Bei diesen Tieren ist die Yin-Energie stark, da sie sehr ruhig sind. Aus diesem Grund stehen sie in der chinesischen Tradition für das Speichern und für ein langes Leben. Das vorgeburtliche Yuan-Qi, das maßgeblich über die Dauer des Lebens entscheidet, ist in den Nieren gespeichert.

Element	Himmelsrichtung	Mythologisches Tier
Holz	Osten	Blaugrüner Drache
Feuer	Süden	Roter Pfau
Erde	Mitte	Regenwurm
Metall	Westen	Weißer Tiger
Wasser	Norden	Schlange und Schildkröte

Die Beziehung zwischen Elementen, Himmelsrichtungen und mythologischen Tieren

Die fünf Elemente und die Jahreszeiten

Die fünf Elemente können auf Grund vergleichbarer Eigenschaften auch mit den Jahreszeiten in Beziehung gesetzt werden.

Das Element Holz wird dabei dem Frühling zugeordnet. In dieser Zeit beginnt die Entwicklung allen Lebens in der Natur von neuem. Pflanzen und Bäume treiben aus und frische Blätter kommen zum Vorschein. Diese Eigenschaften entsprechen dem Ausdehnen. Der Frühling steht in der chinesischen Philosophie als ein Sinnbild für Geburt und den Anfang aller Dinge.

Das Element Feuer ist dem Sommer zugeordnet, der dadurch gekennzeichnet ist, dass Pflanzen blühen und damit beginnen, Früchte auszubilden. Diese Eigenschaft entspricht dem Wachsen.

Das Element Erde ist dem Spätsommer zugeordnet. Die Früchte an den Pflanzen fangen nun an zu reifen. Diese Eigenschaft entspricht der Umwandlung und dem Transport.

Das Element Metall ist dem Herbst zugeordnet. Diese Jahreszeit ist dadurch gekennzeichnet, dass Früchte gereift sind und eingebracht werden können. Die Eigenschaft entspricht dem Ernten.

Das Element Wasser ist dem Winter zugeordnet. Alle Dinge in der Natur kommen nun zur Ruhe. Aus diesem Grund entsprechen die Eigenschaften des Winters dem Speichern.

Alles in der Natur und damit auch die Menschen werden durch die Umwandlung des Qi in den Jahreszeiten beeinflusst. Pflegt man das Qi den Jahreszeiten entsprechend, so folgt man einem Grundgesetz der Natur. Auf diese Weise kann man in Harmonie mit allen Dingen im Universum leben und gesund bleiben.

Element	Zang-Organ (Yin-Organ / „inneres“ Organ)	Jahreszeit	Eigenschaft / Prozess
Holz	Leber	Frühling	Geburt
Feuer	Herz	Sommer	Wachstum
Erde	Milz	Spätsommer	Umwandlung
Metall	Lunge	Herbst	Ernte
Wasser	Nieren	Winter	Speicherung

Die Beziehung zwischen Elementen, Zang-Organen, Jahreszeiten und Prozessen

Die fünf Wandlungsphasen

Die fünf Wandlungsphasen sind eine Begrifflichkeit aus der chinesischen Philosophie, die auch eine Basis der TCM bilden. Sie beschreiben die Gesetzmäßigkeiten, nach denen sich alle Dinge im Universum verändern und sind damit eine Art Bewegungsgesetz.

Die Lehre von den fünf Wandlungsphasen findet in der TCM eine breite Anwendung. Ist ein Mensch erkrankt, kann ein guter TCM-Arzt oder -Therapeut durch den Zyklus der fünf Wandlungsphasen die Krankheit beurteilen, ihren Ursprung erkennen und einen Weg zur Heilung finden.

Nach der Lehre von den fünf Wandlungsphasen stehen die fünf Elemente in engen Wechselbeziehungen zueinander. Die beiden Hauptzyklen, die sie verbinden, sind der Ernährungs- und der Kontrollzyklus.

Der Ernährungszyklus

Alle Dinge verändern sich ständig und im Rahmen dieser Veränderungen finden fortwährende Umwandlungen der fünf Elemente untereinander statt. Diese Umwandlungen werden durch bestimmte Beziehungen zwischen den fünf Elementen hervorgerufen. So gibt es den Ernährungszyklus, nach dem jeweils ein Element ein anderes hervorbringt oder ernährt:

- Holz ernährt Feuer
  Mit gutem Holz lässt sich ein kräftiges Feuer entfachen.

- Feuer ernährt Erde
  Die Nährstoffe der Asche düngen die Erde.

- Erde ernährt Metall
  Die Erde ist die Heimstätte des Metalls.

- Metall ernährt Wasser
  Metall reichert das Wasser mit wertvollen Spurenelementen an.

- Wasser ernährt Holz
  Ein Baum wächst gut, wenn er ausreichend gewässert wird.

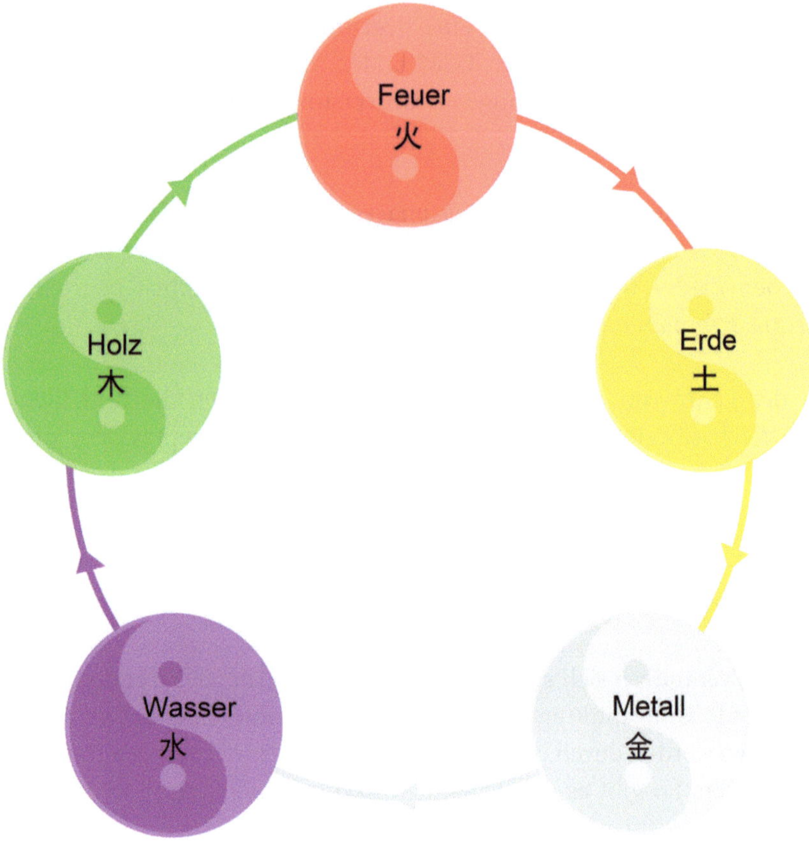

Die fünf Wandlungsphasen – der Ernährungszyklus

Der Kontrollzyklus

Eine weitere Wechselbeziehung zwischen den fünf Elementen wird durch den sogenannten Kontrollzyklus beschrieben, demzufolge ein Element stets ein anderes in seinem (übermäßigen) Einfluss einschränkt:

- Holz kontrolliert Erde
  Die Wurzeln der Bäume und anderer Pflanzen halten die Erde und verhindern Erosion.

- Erde kontrolliert Wasser
  Die Erde vermag das Wasser zu speichern. Zudem lassen sich durch einen Damm Flüsse und Küstenbereiche schützen.

- Wasser kontrolliert Feuer
  Feuer wird durch Wasser eingedämmt und gelöscht.

- Feuer kontrolliert Metall
  Feuer lässt Metall formbar werden und schmelzen.

- Metall kontrolliert Holz
  Bildhaft vermag die metallene Axt das Holz zu schlagen.

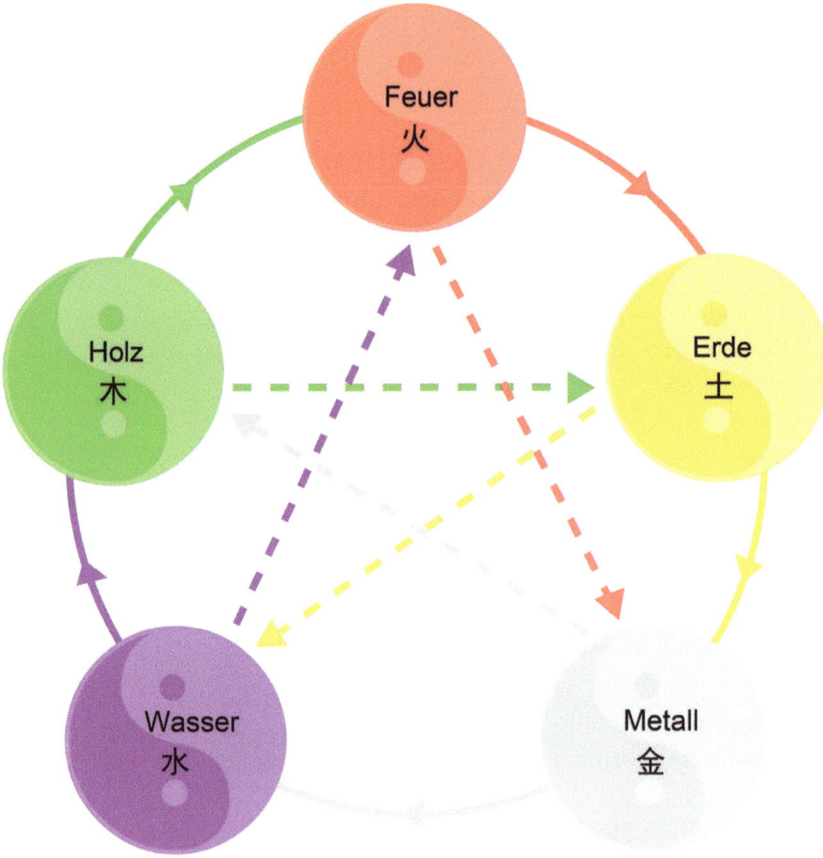

Die fünf Wandlungsphasen – der Kontrollzyklus

Vielleicht erscheint die Lehre von den fünf Wandlungsphasen zunächst etwas abstrakt. Durch konkrete Beispiele wird jedoch schnell deutlich, welche Bedeutung sie für die Gesundheit hat und wie sie zur Vorbeugung und Heilung genutzt werden kann:

Nach Ansicht der TCM entspricht das Element Holz der Leber. Dem Element Erde entsprechen hingegen Milz und Magen. Ist ein Mensch wütend, ist er meist appetitlos. Die Ursache liegt darin, dass das Holz die Erde kontrolliert. Bei Wut steigt das Leber-Qi nach oben und hemmt dadurch die Funktionen von Milz und Magen. Man spricht in solch einem Fall von bösartigem Qi. Ist das bösartige Qi sehr stark, handelt es sich um negatives Qi. Auch diese Art des Qi unterliegt dem Zyklus der fünf Wandlungsphasen. Ist das gutartige Qi schwach, sind zugleich die Umwandlungs- und Transportfunktionen des Körpers schwach. Das bösartige Qi ist dann im Vergleich zum gutartigen Qi übermäßig stark und beschränkt und kontrolliert dieses über das gesunde Maß hinaus.

Wird das Leber-Qi zu stark oder steigt Wut auf, wird dadurch das Qi der Milz gehemmt. Insbesondere Männer sind in ihrer Wut oft sehr impulsiv, was nicht nur der Leber, sondern auch dem Magen schadet. Bei Magenproblemen ist also nicht immer der Magen allein betroffen, vielmehr ist es möglich, dass eine Erkrankung der Leber oder emotionelle Probleme bestehen.

Speziell Frauen neigen dazu, ihre Wut zu unterdrücken, nicht darüber zu sprechen und die Energie zurückzuhalten. Es ist in solch einem Fall möglich, dass nicht direkt dem Magen, sondern anderen Organen und Körperbereichen geschadet wird. Durch die Wut wird das negative Qi über den Magen-Meridian bis in den Bereich der Brustdrüsen geleitet und führt dann hier oder im Bereich der Gebärmutter zu Problemen. So treten beispielsweise Verhärtungen der Brustdrüsen sowie Myome oder Tumore in der Gebärmutter auf.

Wenn eine Person oft wütend ist und schlechte Laune hat, ist möglicherweise das Qi der Leber gehemmt. Holz entspricht der Leber und das Holz kann in solch einem Fall das Feuer, das dem Herz entspricht, nicht ernähren. Aus diesem Grund können schlechte Laune, Unterdrückung oder Wut zu Erkrankungen des Herzens führen.

Die Zang-Organe und ihre vielfältigen Erscheinungsformen

Die inneren Organe der Menschen werden in der TCM oft als Zang-Fu-Organe bezeichnet. Die fünf „klassischen“ Zang-Organe sind Leber, Herz, Milz, Lunge und Nieren. Diese Organe, die als Yin-Organe gelten, liegen im Bereich des Brustkorbes und sind durch die Rippen gut vor Verletzungen geschützt. Allerdings können sie durch Massagen nicht leicht gepflegt werden. Als „klassische“ Fu-Organe bzw. Yang-Organe gelten Gallenblase, Dünndarm, Magen, Dickdarm und Blase. Sie befinden sich unterhalb der Rippen im Bauchbereich und können recht einfach durch Massagen erreicht werden. Wenn man jeden Tag für einige Minuten seinen Bauch massiert, tut man der Gesundheit daher viel Gutes.

Neben den aufgeführten Organen wird in der TCM noch ein sechstes Zang-Organ benannt: das auch als Herzbeutel bezeichnete Perikard. Ihm wird als sechstes Fu-Organ der Dreifache Erwärmer gegenübergestellt, der vermittelnd und ausgleichend zwischen verschiedenen Körperbereichen wirkt. Darüber hinaus gibt es weitere Organe, die in der TCM als außerordentliche Yang-Organe bezeichnet werden. Dazu gehören das Gehirn, das Mark, die Knochen, die Blutgefäße und die Gebärmutter.

Die Zang-Fu-Organe unterliegen den allgemeinen Prinzipien von Yin und Yang sowie jenen der fünf Wandlungsphasen. Zugleich sind sie einander in Paaren zugeordnet, die auf Grund ihrer oben beschriebenen Lage im Körper jeweils eine Innen-Außen-Beziehung repräsentieren:

Der Leber ist die Gallenblase zugeordnet

Nur wenn das Gallenblasen-Qi aktiv ist, findet auch eine Aktivierung der Leber statt.

Dem Herz ist der Dünndarm zugeordnet

Normalerweise ist der Herz-Meridian zwischen 11:00 und 13:00 Uhr sehr aktiv und in dieser Zeit gut vor bösartigem Qi geschützt. Dafür ist der Dünndarm in dieser Phase vergleichsweise anfällig. Liegen Erkrankungen in Verbindung mit dem Aufnahmevermögen des Verdauungssystems vor, können in der genannten Zeit Probleme des Dünndarms auftreten. Der Dünndarm-Meridian ist zwischen

13:00 und 15:00 Uhr sehr aktiv. Nun ist er gut vor bösartigem Qi geschützt. Erscheinen in dieser Zeit Phänomene wie ein gerötetes Gesicht, Herzklopfen oder Unwohlsein im Brustkorb, sind das Indizien für eine Disharmonie in der Innen-Außen-Beziehung von Dünndarm und Herz und mögliche Vorzeichen von Herzerkrankungen.

Der Milz ist der Magen zugeordnet

Dieses Organpaar lässt sich mit einem Ehepaar vergleichen, das sehr innig miteinander ist. Hat die Milz Probleme, ist auch der Magen betroffen und umgekehrt. Es gibt beispielsweise Menschen, deren Milz stark, aber deren Magen schwach ist. Sie haben oft Hunger, können pro Mahlzeit jedoch nicht viel Nahrung aufnehmen. Bei anderen Menschen ist der Magen stark, aber die Milz schwach. Sie haben zwar meist einen guten Appetit, die Umwandlungsfunktion ihrer Milz ist aber nicht ausreichend, so dass nach dem Essen oft ein Unwohlsein auftritt.

Die Lunge ist dem Dickdarm zugeordnet

Die Fähigkeit, den Stuhl auszuleiten, ist abhängig vom Lungen-Qi. Ohne das Lungen-Qi ist ein Ausleiten nicht möglich. Hautprobleme sind meist ebenfalls mit der Lunge oder mit dem Dickdarm verbunden. Bei einer Behandlung mittels Akupunktur dürfen bei manchen Problemen die Nadeln nicht direkt auf dem Lungen-Meridian gesetzt werden. In diesen Fällen ist es möglich, mit dem Dickdarmmeridian zu arbeiten.

Die Nieren sind der Blase zugeordnet

Wie gut die Blase in der Lage ist, Qi umzuwandeln, hängt von der Qualität des Nieren-Qi ab. Ist das Nieren-Qi vollständig, werden wichtige Funktionen der Blase, wie das Öffnen und Schließen, zuverlässig ausgeführt und das Halten des Urins ist ohne Probleme möglich. Im Gegensatz dazu ist es ein Hinweis auf schwache Nieren, wenn eine Person vor Angst Wasser lässt.

Zang-Organ (Yin-Organ / „inneres“ Organ)	Fu-Organ (Yang-Organ / „äußeres“ Organ)
Leber	Gallenblase
Herz	Dünndarm
Milz	Magen
Lunge	Dickdarm
Nieren	Blase
Perikard	Dreifacher Erwärmer

Die paarweise Zuordnung der Zang-Fu-Organe

Die Schulmedizin definiert die inneren Organe meist anhand ihrer anatomischen Beschaffenheit und ihrer physiologischen Funktionen. Die TCM hingegen betrachtet die Organe als funktionelle Einheiten. In die Betrachtung fließen hier unter anderem die Beziehungen der Organe untereinander sowie zu anderen Körperbereichen, aber auch geistige und emotionelle Aspekte ein. Darüber hinaus wird der Verbindung der Organe zu bestimmten Gewebearten, Tugenden, Farben, Lauten und Tönen sowie zu Geschmäckern und Gerüchen Aufmerksamkeit geschenkt.

Die Zang-Organe und die fünf Gewebearten

Die fünf klassischen Zang-Organe können verschiedenen Gewebearten zugeordnet werden. Durch diese Gewebearten vermag man nach Ansicht der TCM von außen in das Innere des Körpers zu schauen und den jeweiligen Zustand der Zang-Organe zu diagnostizieren.

Wenn die Faust noch kraftvoll ist, kann man lange leben

Der Leber und der Gallenblase sind die Sehnen zugeordnet. Die Elastizität des menschlichen Körpers hat maßgeblich mit den Sehnen zu tun. Bildlich ausgedrückt ernähren Leber und Gallenblase die Sehnen. Auch das Öffnen und

Schließen der Hand ist mit den Sehnen verbunden. Im Chinesischen gibt es ein Sprichwort, das besagt: „Wenn man wissen möchte, wie lange ein alter Mensch noch lebt, so sollte man prüfen, mit welcher Kraft er eine Faust ballt."

Die Beweglichkeit der Finger wirkt positiv auf die Gesundheit

Von großer Bedeutung für die Gesundheit ist, dass man die Finger gut bewegen kann. Um die Finger beweglich zu halten und ihre Flexibilität zu trainieren, nutzt man in China oft sogenannte Qigong-Kugeln oder einfach eine Walnuss.

Über die Fingerspitzen die Gesundheit der Organe diagnostizieren und schützen

Die Finger spielen eine besondere Rolle, da auf ihren Spitzen die Ausgangspunkte wichtiger Meridiane liegen. Auf der Spitze des Daumens beginnt der Lungen-Meridian. Die Spitze des Zeigefingers ist der Ausgangspunkt des Dickdarm-Meridians, der eng mit der Bewegung im Dickdarm verbunden ist. Auf der Spitze des Mittelfingers beginnt der Perikard-Meridian. Es kann daher ein Symptom für eine Erkrankung des Perikards (des Herzbeutels) sein, wenn sich der Mittelfinger taub anfühlt. Die Spitze des Ringfingers ist der Ausgangspunkt des Dreifacher-Erwärmer-Meridians und auf der Spitze des kleinen Fingers beginnen der Dünndarm-Meridian und der Herz-Meridian. Fühlt sich der kleine Finger von der Spitze bis über den ganzen Finger hin taub an, ist das daher möglicherweise ein Anzeichen für eine schwere Herzerkrankung. Durch einfache Bewegungen der Finger lassen sich im Alltag die Meridiane aktivieren, wodurch Krankheiten vorgebeugt wird. Eine besonders wirkungsvolle Methode sind darüber hinaus spezielle Fingerübungen aus dem Shaolin Neijin Qigong.

Weitere Zuordnungen zwischen Zang-Organen und Gewebearten

Neben der Zuordnung von Leber und Gallenblase zu den Sehnen gibt es folgende weitere Entsprechungen zwischen Zang-Organen und Gewebearten: Herz und Dünndarm sind den Blutgefäßen des Körpers zugeordnet und das Herz kontrolliert die Blutgefäße. Magen und Milz sind der Muskulatur zugeordnet. Lunge und Dickdarm sind mit der Haut und der Körperbehaarung verbunden. Nieren und Blase sind den Knochen zugeordnet.

Zang-Fu-Organpaar	Zugeordnete Gewebeart
Leber | Gallenblase	Sehnen
Herz | Dünndarm	Blutgefäße
Milz | Magen	Muskulatur
Lunge | Dickdarm	Haut und Körperbehaarung
Nieren | Blase	Knochen

Die Zang-Fu-Organpaare und ihnen zugeordnete Gewebearten

Die Zang-Organe und die fünf Körperöffnungen im Kopfbereich

Nach Ansicht der TCM kann man den Zustand der Zang-Organe auch durch das Betrachten der fünf Körperöffnungen am Kopf erkennen. Demnach gibt es folgende Entsprechungen:

Die Leber öffnet sich durch die Augen

Die Sehfähigkeit ist eng mit den Funktionen der Leber verbunden. Die Leber spielt somit eine große Rolle für die Gesundheit der Augen. In der TCM heißt es: Die Essenz und das Qi der Zang-Fu-Organe sammeln sich in den Augen. Sowohl die Essenz als auch das Qi und der Geist werden jedoch leicht über die Augen zerstreut und gehen verloren. Zur Pflege der Gesundheit ist es daher wichtig, die Augen tagsüber gelegentlich zu schließen und nachts genug zu schlafen. Auf diese Weise werden Essenz und Qi bewahrt.

Das Herz öffnet sich über die Zunge

In der TCM sagt man, dass die Zunge die Flamme des Herzens ist. Das Herz beeinflusst das Sprechen und die Sprache. Erkrankungen wie Stottern, pausenloses Reden oder Sprachstörungen haben ihre Ursache mitunter im Bereich des Herzens. Probleme der Zunge weisen auf Probleme des Herz-Qi hin. Die Flexibilität der Zunge ist eng mit den Funktionen des Herzens verbunden. In der TCM gibt es eine Diagnosetechnik, die sich mit dem Betrachten der Zunge befasst. Dadurch können vielfältige Erkrankungen im Körper entdeckt werden, doch primär diagnostiziert man an der Zunge Herzprobleme. Der Diagnosebereich des Herzens liegt auf der Zungenspitze. Direkt dahinter liegt der Bereich der Lunge. Die Diagnosebereiche von Gallenblase und Leber liegen an den Seiten der Zunge, jener von Magen und Milz liegt in der Zungenmitte und das hintere Ende der Zunge steht für den Diagnosebereich der Nieren.

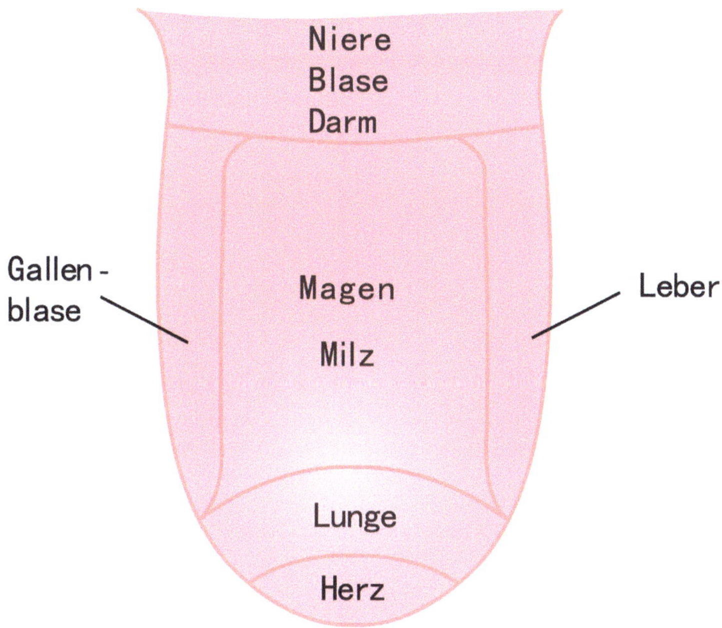

Die Areale der Organe auf der Zunge

Die Milz öffnet sich über den Mund

Ist das Milz-Qi stark und sind die Funktionen der Milz in Ordnung, so ist der Geschmackssinn gut ausgeprägt und man kann viele verschiedene Geschmacksrichtungen voneinander unterscheiden. Wenn die Milz hingegen in Disharmonie ist, ist der Geschmackssinn oft gestört. Ist die Milz schwach, schmecken die Lebensmittel meist fade. Bei sogenannter Feuchtigkeit-Hitze in der Milz herrscht hingegen ein süßlicher Geschmack vor.

Die Lunge öffnet sich über die Nase

Die Lunge kontrolliert das Nasensekret. Daher sind Schnupfen oder Allergien, die sich im Nasenbereich auswirken, meist auf Probleme der Lunge zurückzuführen.

Die Nieren öffnen sich über die Ohren

Eine Schwäche der Nieren äußert sich beispielsweise in einer schlechten Hörfähigkeit, Taubheit oder Tinnitus.

Zang-Organ	Körperöffnungen im Kopfbereich
Leber	Augen
Herz	Zunge
Milz	Mund
Lunge	Nase
Nieren	Ohren

Die Zuordnung der Zang-Organe zu Körperöffnungen im Kopfbereich

Die Zang-Organe und die fünf Bereiche des Körpers

Wie bereits beschrieben, ist die TCM in der Lage, durch die Erscheinung des Körperäußeren den Zustand im Inneren des Körpers zu verstehen. Anhand der Betrachtung verschiedener Bereiche des Körpers lässt sich somit viel über den Gesundheitszustand der Zang-Organe erfahren.

Die Leber manifestiert sich in den Nägeln

Die Nägel gehören zu den Bestandteilen des Körpers, die ständig nachwachsen. Sie gelten als Erscheinungsform des Leber-Qi. Daher lassen sich durch das Betrachten der Nägel an Händen und Füßen Probleme der Leber erkennen. Anders ausgedrückt: Veränderungen von Farbe und Form der Nägel lassen Rückschlüsse auf den Gesundheitszustand der Leber sowie der Gallenblase zu.

Das Herz manifestiert sich im Gesicht

Das Herz ist für die Kontrolle der Blutgefäße zuständig. Aus diesem Grund spiegelt sich der Zustand des Herzens in der Gesichtsfarbe wider. Eine gesunde, glänzende und leicht verschleiert wirkende Gesichtsfarbe, bei der die Haut Feuchtigkeit hat, zeigt an, dass das Herz-Qi kraftvoll und gesund ist.

Die Milz manifestiert sich über die Lippen

Wenn die Milz gesund und das Milz-Qi voll ist, sind die Lippen rosig und feucht. Geschwollene, trockene oder blasse Lippen sowie Lippen, bei denen sich die Haut ablöst, weisen hingegen auf eine Schwäche der Milz oder einen Mangel an Blut hin.

Die Lunge manifestiert sich im Erscheinungsbild der Haut und in der Körperbehaarung

Beschwerden der Haut und Allergien haben ihre Ursache meist in Problemen des Lungen-Qi. Geschwächt wird das Lungen-Qi beispielsweise durch kaltes Essen und kalte Getränke. Wer dauerhaft kalt isst und trinkt, schadet dem Lungen-Qi langfristig. Die Probleme treten meist nicht unmittelbar auf, sondern erst in einem höheren Lebensalter. Die Hautprobleme werden dann oft auf ein schwaches Immunsystem zurückgeführt, obwohl sie eigentlich durch schlechte Lebensgewohnheiten verursacht wurden.

Die Nieren manifestieren sich in den Haaren

Die Nieren ernähren das Haar, dessen Wachstum somit abhängig von der Qualität des Nieren-Qi ist. Ist reichlich Nieren-Qi vorhanden, ist das Haar gesund und glänzend. Bei schwachem Nieren-Qi wird das Haar stumpf und spröde und es kann ausfallen. Schuppen sind ein Indiz dafür, dass die Nieren schwach sind. Es ist jedoch auch möglich, dass Schuppen und fettiges Haar durch eine Schwäche der Milz hervorgerufen werden.

Zang-Organ	Bereiche des Körpers
Leber	Finger- und Fußnägel
Herz	Gesicht
Milz	Lippen
Lunge	Haut und Körperbehaarung
Nieren	Haare

Die Zuordnung der Zang-Organe zu Bereichen des Körpers

Sind die inneren Organe gesund und in Harmonie, sehen auch die Körperbereiche, über die sie sich nach außen manifestieren, gesund aus. Die Kenntnis über die engen Zusammenhänge zwischen Körperinnerem und Körperäußerem ist eine der Besonderheiten der TCM.

Die Zang-Organe und die fünf Grundfarben

In der TCM wird jedem Organ eine bestimmte Grundfarbe zugeordnet. Der Leber entspricht die Farbe Bläulich-Grün. Das Herz ist mit der Farbe Rot verbunden. Die Milz steht mit der Farbe Gelb in Beziehung, die Lunge mit der Farbe Weiß und die Nieren mit den Farben Dunkelviolett oder Schwarz.

Erscheinen farbliche Abweichungen in bestimmten Bereichen des Gesichtes, können dies Indizien auf eine Veränderung des Gesundheitszustandes im Inneren des Körpers sein. Ist eine Person beispielsweise sehr blass, ist das eventuell ein Anzeichen für einen Mangel an Lungen-Qi. Ist das Gesicht grau oder gräulich-schwarz, deutet das auf mögliche Probleme mit den Nieren hin. Ein sehr rotes Gesicht gibt einen Hinweis auf mögliche Herzprobleme. Eine bläulich-grüne Gesichtsfarbe kann ein Anzeichen für Probleme der Leber sein und eine gelbe Gesichtsfarbe kann erscheinen, wenn Schwierigkeiten mit der Milz bestehen.

Zang-Organ	Grundfarben
Leber	Bläulich-Grün
Herz	Rot
Milz	Gelb
Lunge	Weiß
Nieren	Dunkelviolett / Schwarz

Die Zuordnung der Zang-Organe zu Grundfarben

Die Zang-Organe und die fünf Laute

Die Zang-Organe stehen gemäß der TCM mit fünf Lauten in Verbindung. Durch die Beurteilung der Laute lässt sich erkennen, welche gesundheitlichen Probleme bestehen. Diese Methode wird als „Diagnose durch das Hören" bezeichnet.

Der Leber ist das Schreien zugeordnet

Liegt eine in der TCM als „Aufsteigendes-Leber-Yang" bezeichnete Disharmonie der Leber vor, tritt oft die Neigung auf, zu schreien. Wird jemand stark kritisiert oder schimpfen Eltern mit einem Kind, kann es bei dem Betroffenen danach zum Seufzen kommen. In diesen Fällen ist das Leber-Qi bedrückt. Durch die beschriebene Reaktion wird der Druck ausgeleitet und das Leber-Qi erfährt eine Harmonisierung. In der TCM ist man der Ansicht, dass auf diese Weise die körpereigene Heilungskraft aktiviert und eine Wiederherstellung der Gesundheit eingeleitet wird.

Dem Herz ist das Lachen zugeordnet

In der TCM wird zwischen einem normalen und einem nicht-normalen Lachen unterschieden. Ist das Herz-Qi gesund, stark und nicht blockiert, ist das Lachen natürlich. Wenn jedoch Menschen immer lachen und nicht damit aufhören können, lässt sich das Herz-Qi nicht gut bewahren und wird zerstreut. Zu glücklich zu sein oder zu viel Angst zu haben, macht krank und es ist sogar möglich, dass bei solchen Zuständen der Tod eintritt. Im alten China gab es einen General, der seinen Feind gefangen hat. Er war darüber übermäßig glücklich und lachte so sehr, dass er verstarb. Die Ursache für seinen Tod lag darin, dass er durch das Lachen alles Herz-Qi zerstreut hatte.

Der Milz ist das Singen zugeordnet

Das Singen ist normalerweise kraftvoll und harmonisch. Die Stimme ist voll, hell und gut zu hören. Die Milz herrscht über die Umwandlung und den Transport. Sind die Milz oder der Magen krank, wird auch das Singen davon beeinflusst. Wenn Milz und Magen übermäßig gehemmt sind oder wenn gemäß der TCM ein sogenanntes „Fülle-Syndrom“ vorliegt, besteht ein Bedürfnis danach, auf Berge zu steigen und dort oben zu singen oder gar zu schreien. Normalerweise sollten in der Musik alle Töne in Harmonie sein. Es klingt nicht angenehm, wenn in einer Melodie dauerhaft zu hohe oder zu tiefe Töne dominieren. So wie in der Musik ist es auch im normalen Leben: Wenn dauerhaft extreme Lebensumstände vorherrschen, wird das Leben unharmonisch und es können Krankheiten hervorgerufen werden.

Der Lunge ist das Weinen zugeordnet

Ist das Lungen-Qi stark, ist der Klang des Weinens sehr hell. Kommt es zu Weinen und gleichzeitigem Schwitzen im Gesicht, beeinflusst das Weinen das Herz-Qi. Dieser Schweiß wird in der TCM auch als Flüssigkeit des Herzens bezeichnet. Tritt Weinen mit gleichzeitigem Ausfluss über die Nase auf, beeinflusst das Weinen das Lungen-Qi. Erscheinen während des Weinens Tränen, besteht ein Zusammenhang mit dem Leber-Qi, da sich die Leber über die Augen öffnet. Weinen Kinder, steigt der Ton oftmals erst an und sinkt dann wieder ab. Das ist ein Hinweis darauf, dass sie nicht wirklich traurig sind und dieses Weinen beeinflusst keines der inneren Organe. Es gibt auch Situationen, in denen die Kinder weinen, ohne dass dabei Tränen fließen. In diesem Fall werden ebenfalls keine Organe beeinflusst, sondern die Kinder wollen meist nur, dass die Eltern ihnen Aufmerksamkeit schenken und ihre Wünsche erfüllen. Kinder, die oft weinen, haben nach dem Weinen in der Regel kein Problem mit der Stimme. Das Weinen hat dann dem Qi nicht geschadet.

Die Nieren sind dem Stöhnen zugeordnet

In den Nieren wird das vorgeburtliche Yuan-Qi gespeichert. Wenn eine Person eine stöhnende Sprache hat, wurde das Yuan-Qi bereits beeinflusst. Normalerweise tritt das Stöhnen nur bei Schmerzen, Verletzungen, Übermüdung oder während der Sexualität auf.

Zang-Organ	Laute
Leber	Schreien
Herz	Lachen
Milz	Singen
Lunge	Weinen
Nieren	Stöhnen

Die Zuordnung der Zang-Organe zu Lauten

Die Zang-Organe und die fünf Töne

Nach dem „Klassiker des Gelben Kaisers zur Inneren Medizin" gibt es fünf Töne, die den Zang-Organen zugeordnet werden können. Dabei gelten folgende Entsprechungen:

Der Holz-Ton Jue ist dem Element Holz und damit der Leber zugeordnet

Der Ton Jue stammt von Musikinstrumenten, die aus Bambus oder Holz gefertigt werden, wie unter anderem die Panflöte. Der Ton wirkt harmonisierend auf den Leber- und den Gallenblasen-Meridian und ist daher gut zur Pflege von Leber und Gallenblase sowie zur Behandlung von Erkrankungen dieser Organe geeignet. Der Ton Jue ist zudem in der Lage, das Feuer von Leber und Gallenblase zu klären und die Augen zu pflegen. Er wirkt harmonisierend auf das Blut und den Blutdruck, hat beruhigende Eigenschaften und hilft dabei, gut zu schlafen. Der Klang des Holz-Tons ist daher besonders für Menschen geeignet, die unruhig sind, oft zweifeln, nachts schwitzen oder plötzlich erschreckt aufwachen sowie für jene, die unter Depressionen leiden.

Der Feuer-Ton Zhi ist dem Element Feuer und damit dem Herz zugeordnet

Der Ton Zhi stammt von Saiteninstrumenten wie der Gitarre oder Geige. Er wirkt harmonisierend auf den Herz- und den Dünndarm-Meridian und kann somit zur Pflege von Herz und Dünndarm sowie zur Behandlung von Erkrankungen dieser Organe genutzt werden. Durch das Hören des Tones Zhi können Herz und Dünndarm in einen harmonischen Zustand gelangen. Dadurch wird der Geist reguliert, es stellt sich ein freier Fluss des Blutes in den Blutgefäßen ein, der Blutdruck wird stabilisiert und der Dünndarm gepflegt.

Der Erd-Ton Gong ist dem Element Erde und damit der Milz zugeordnet

Der Ton Gong stammt beispielsweise von einem aus Ton gefertigten chinesischen Blasinstrument, welches Xun genannt wird oder von einem anderen chinesischen Instrument namens Hulu Sheng, das aus einem Flaschenkürbis hergestellt wird. Der Ton wirkt harmonisierend auf den Milz- und den Magen-Meridian, wodurch es möglich ist, ihn zur Pflege von Milz und Magen sowie zur Behandlung von Erkrankungen beider Organe einzusetzen. Chinesische Archäologen schätzen, dass die eingangs genannten Blasinstrumente bereits vor etwa 10.000 Jahren verwendet wurden. Es darf vermutet werden, dass sie damals schon zur Entspannung von Körper und Geist verholfen haben.

Der Metall-Ton Shang ist dem Element Metall und damit der Lunge zugeordnet

Der Ton Shang stammt von Instrumenten wie einer Glocke, einem Gong oder einer Trompete. Er wirkt harmonisierend auf den Lungen- und den Dickdarm-Meridian und kann daher zur Pflege von Lunge und Dickdarm sowie zur Behandlung von Erkrankungen dieser Organe genutzt werden. Darüber hinaus hat er eine ausbreitende Wirkung und aktiviert das Volumen der Lunge. Qi und Blut können dadurch ungehindert im Körper fließen, der Stoffwechsel wird gestärkt und in der Folge auch das Immunsystem gekräftigt.

Der Wasser-Ton Yu ist dem Element Wasser und damit den Nieren zugeordnet

Der Ton Yu wird durch Instrumente wie Trommeln erzeugt und entspricht außerdem Geräuschen, die direkt vom Wasser stammen, wie das Rauschen der Meereswellen oder das Plätschern eines Baches. Der Ton wirkt harmonisierend auf den Nieren- und den Blasen-Meridian und wird deshalb zur Pflege von Nieren und Blase sowie zur Behandlung von Erkrankungen dieser Organe eingesetzt. Der Ton Yu repräsentiert die Quelle des Lebens. Seine Frequenz stärkt die Nieren und aktiviert die Nebennieren. Er hilft somit bei Problemen im Bereich des urologischen Systems und des Stoffwechsels sowie bei der Ausleitung von unreinen Substanzen und Giften nach unten. Auf diese Weise wird das Immunsystem gestärkt. Das Hören des Tones Yu fördert die Weisheit und dient darüber hinaus dem Aufbau von Willenskraft.

Zang-Organ	Töne | Beispiele für Tonquellen
Leber	Jue | Panflöte
Herz	Zhi | Gitarre, Geige
Milz	Gong | Xun, Hulu Sheng
Lunge	Shang | Glocke, Gong, Trompete
Nieren	Yu | Trommel und Töne, die vom Wasser stammen

Die Zuordnung der Zang-Organe zu Tönen

Durch die aufgeführten Zusammenhänge zwischen den fünf Tönen und den Zang-Organen offenbart sich die enge Beziehung zwischen Tönen und der Gesundheit. Eine passend ausgewählte Musik harmonisiert die Emotionen, führt innere Ruhe herbei, bringt Körper und Geist in Einklang und hat einen positiven Einfluss auf Heilungsprozesse.

Die Zang-Organe und die fünf Aspekte des Geistes

Nach Ansicht der TCM verfügt jedes innere Organ über eigene geistige Aspekte. Ist das Qi der fünf Zang-Organe sehr stark und voll, können diese geistigen Aspekte in Erscheinung treten und wirken. Anders ausgedrückt sind die geistigen Aspekte somit eine Erscheinungsform des Qi des jeweiligen Organs.

Die geistigen Aspekte der Lunge und der Leber

Der geistige Aspekt der Lunge sind die sieben Körperseelen (Po). Der geistige Aspekt der Leber sind die drei Wanderseelen (Hun). Die sieben Körperseelen werden dem Yin zugeordnet. Sie treten in Erscheinung, wenn das Lungen-Qi vollständig ist. Die mit ihnen verbundenen physiologischen Aktivitäten, Sinneswahrnehmungen und Empfindungen sind in diesem Fall gut ausgeprägt. Die drei Wanderseelen werden dem Yang zugeordnet. Ist das Leber-Qi vollständig, sind auch sie kraftvoll und aktiv und man kann gut planen. Die geistigen Aspekte von Lunge und Leber wirken gemäß der TCM zu Lebzeiten gemeinsam und in Harmonie. Nach dem Tod trennen sich die geistigen Aspekte beider Organe jedoch. Die Körperseelen bewegen sich nach unten und treten auf Grund der Innen-Außen-Beziehung von Lunge und Dickdarm durch den After aus. Die Wanderseelen bewegen sich nach oben und treten durch Mund und Nase aus.

Der geistige Aspekt des Herzens

Der geistige Aspekt des Herzens ist der Haupt-Geist (Shen). Ist das Herz-Qi stark, ist auch er kraftvoll. Der Kopf ist klar, man ist flexibel und verfügt über die Fähigkeit, schnell zu reagieren. Ist das Herz-Qi hingegen nicht besonders stark, kann man nicht gut nachdenken und reagiert langsam. Der Haupt-Geist hat dann nur wenig Kraft. Manche Menschen können in jungen Jahren gut planen und arbeiten. In der Mitte des Lebens passiert es jedoch vielleicht, dass das Herz-Qi schwächer wird, nur noch wenig Mut vorhanden ist und die Motivation zum Denken nachlässt. Essenz und Qi der fünf Organe sind wie das Öl für eine Öllampe. Das Licht dieser Lampe ist wie der Geist. Ist genügend Öl vorhanden, wird die Lampe hell und strahlend leuchten. Nimmt das Öl ab, wird das Licht nach und nach erlöschen.

Der geistige Aspekt der Milz

Der geistige Aspekt der Milz ist der Intellekt (Yi). Wenn das Milz-Qi sehr stark ist, ist man in der Lage, weite, große und tiefgründige Gedanken zu entwickeln. Weitere charakteristische Merkmale sind Flexibilität und schnelles Reaktionsvermögen.

Der geistige Aspekt der Nieren

Der geistige Aspekt der Nieren ist die Willenskraft (Zhi). Die Nieren haben die Fähigkeit, zu speichern und wenn diese Fähigkeit sehr stark ist, ist auch die Willenskraft stark. Man ist dann in der Lage, seine Ziele zu erreichen, sogar wenn sich auf dem Weg Hindernisse ergeben. Ist die Speicherfähigkeit der Nieren schwach, mangelt es an Willenskraft und man wird leicht von seinen Zielen abgebracht und entmutigt. Typisch bei einem Mangel an Nieren-Qi ist das Auftreten einer Motivationsschwäche.

Zang-Organ	Geistige Aspekte
Leber	Drei Wanderseelen (Hun)
Herz	Haupt-Geist (Shen)
Milz	Intellekt (Yi)
Lunge	Sieben Körperseelen (Po)
Nieren	Willenskraft (Zhi)

Die Zuordnung der Zang-Organe zu geistigen Aspekten

Die Zang-Organe und die fünf Tugenden

Der Mensch ist eine Einheit aus Körper und Geist*. Zur Erhaltung der Vitalität und der Gesundheit müssen daher beide Bereiche gut gepflegt und ernährt werden. Von großer Bedeutung ist dafür die Beziehung zwischen den Zang-Organen und den fünf Tugenden.

Die Ernährung des Körpers erfolgt vor allem durch das Erd-Qi, das aus der Nahrung gewonnen wird. Es dient primär dazu, die Funktionen des Organsystems aufrecht zu erhalten, unterstützt jedoch auch die Funktionen des geistigen Systems.

Die Ernährung des Geistes erfolgt gemäß der traditionellen chinesischen Heilkunst durch das Himmels-Qi, also die Tugend-Energie, welche im Universum zur Verfügung steht. Zu den Wegen, das Himmels-Qi aufzunehmen, zählen unter anderem die Schulung des Geistes (wie sie im authentischen Qigong oder in der Meditation praktiziert wird) sowie positiv ausgerichtetes Denken, harmonisches Sprechen und moralisches Handeln. Die Tugend-Energie dient vor allem der Pflege und dem Aufbau des geistigen Systems. Ist ausreichend Tugend-Energie vorhanden, resultieren daraus geistige Aktivität, Intelligenz und Weisheit. Die Tugend-Energie vermag dann flexibel sowohl im geistigen als auch im körperlichen System zu wirken.

Erd-Qi und Himmels-Qi bzw. Tugend-Energie fließen gemeinsam im Meridiansystem und vermischen sich dort. Stehen beide Energieformen ausreichend zur Verfügung, ist der Mensch vital und gesund. Er kann dann ein ausgeglichenes Leben führen und seine Intelligenz und Weisheit erweitern. Der Mensch steht bildlich gesprochen in der Mitte zwischen Himmel und Erde.

Nach Ansicht der TCM hat jedes Organ eine Beziehung zu einer besonderen Form der Tugend-Energie. Es gibt folgende Entsprechungen:

---

* *Dem Geist werden hier das Bewusstsein sowie das Unterbewusstsein (bzw. die Seele) und die Emotionen zugeordnet. In einem weiter gefassten Sinn beschreibt der Geist zudem die Gesamtheit der psychisch-spirituellen Aspekte der Organe. Gemeint sind damit die Leber und deren drei Wanderseelen (Hun), die Lunge mit ihren sieben Körperseelen (Po), die Milz als Heimat des Intellekts (Yi), die Nieren als Ort der Willenskraft (Zhi) und das Herz mit dem ihm zugeordneten Haupt-Geist (Shen).*

Zang-Organ	Tugend-Energie
Leber	Mitgefühl
Herz	Höflichkeit
Milz	Vertrauen
Lunge	Gerechtigkeit
Nieren	Weisheit

Die Zuordnung der Zang-Organe zu Tugend-Energien

Zur Verbesserung des Lebens ist es außerordentlich wichtig, Tugend-Energie aufzubauen. Diese Form des Qi spielt eine große Rolle für den Menschen. Erst durch sie ist es möglich, Körper und Geist in Einklang zu bringen und eine stabile Gesundheit zu erlangen.

Die Zang-Organe und die fünf Emotionen

Nach Ansicht der TCM stehen die Zang-Organe in einer engen Beziehung zu fünf Emotionen.

Die Leber ist mit dem Zorn verbunden

Die Leber steht in einer engen Verbindung zum Zorn und wird durch ihn in Mitleidenschaft gezogen. Auch Wut schadet der Leber. Häufige Wut gilt in der traditionellen chinesischen Heilkunst als Zeichen dafür, dass die Nieren-Essenz nicht stark genug ist, um die Leber gut zu stabilisieren. Die Nieren entsprechen dem Wasser und die Leber dem Holz. Das Wasser vermag in diesem Fall das Holz nicht ausreichend zu ernähren. Wenn zusätzlich die Essenz und das Qi von Magen und Milz schwach sind, erhält die Leber auch aus dieser Richtung nicht genügend Energie (Qi). Wohl fast jeder Mensch kennt das Gefühl, dass Hunger wütend macht. Auch manche Autofahrer haben schlechte Laune, fahren dicht auf oder überholen riskant. Dieses Verhalten provoziert nicht selten Zusammenstöße und Staus. Warum jedoch haben auf der gleichen Straße manche Menschen Geduld und andere nicht? Wenn wirklich ein Unfall passiert, wird den Verursachern schnell bewusst, dass das eigene Verhalten unsinnig war. Doch im Augenblick der Wut ist man nicht klar und hat nicht die erforderliche Kontrolle über seine Gedanken. Die inneren Organe sind in Disharmonie und das Qi ist blockiert. Möglicherweise hat man nicht gut geschlafen und der Geist ist in keiner guten Verfassung. Vielleicht hat man Stress oder ist nervös. In solchen Fällen ist oft der Leber-Meridian blockiert und die Nieren-Essenz nicht ausreichend.

Das Herz ist mit der Freude verbunden

Das Herz steht mit der Freude in Beziehung. Es gibt zwei Arten der Freude: die normale und die nicht-normale Freude. Die normale Freude ist mit dem Wachsen und Verteilen verbunden. Tritt sie auf, sind die Blutgefäße frei und das Blut fließt vollständig und ungehindert. Wenn hingegen die Blutgefäße blockiert sind, entsteht keine Freude. Die Menschen sind dann oft unfreundlich. Bei übertriebener Freude wird viel Qi verbraucht und der Herz-Geist kann Schaden nehmen.

Die Milz ist mit dem Grübeln verbunden

Die Milz steht mit dem Grübeln in Beziehung und wird dadurch geschädigt. Nachdenken ist ein normaler Prozess. Grübeln bedeutet hingegen, zu viel zu denken oder zwanghaft an eine Sache zu denken. Wird das Denken übertrieben, entsteht pathogenes Qi, das der Milz schadet. Oft werden die Betroffenen allmählich dünn. Die Erklärung dafür ist einfach: Die Milz transportiert aus Sicht der TCM die Nahrungsessenz zu den Muskeln. Grübelt man zu viel, steht für die Muskeln nur wenig Nahrungsessenz zur Verfügung und man nimmt ab.

Auch eine Gewichtszunahme kann mit der Milz in Zusammenhang stehen. Ist die Milz schwach, entwickelt sich ein Stau von Qi und Blut. Die Feuchtigkeit im Körper nimmt dann zu, man wird oft träge und nach und nach kommt es schließlich zu einer Steigerung des Gewichts.

Die Lunge ist mit der Traurigkeit verbunden

Die Lunge ist mit der Traurigkeit sowie mit Sorge und Kummer verbunden und wird durch sie geschädigt. Traurigkeit, Sorge und Kummer verbrauchen viel Lungen-Qi, was sich auch in einer weißen Gesichtsfarbe und einer kraftlosen Stimme widerspiegelt. Liegen Erkrankungen der Lunge vor, tendiert man häufig dazu zu weinen. Bei schwachem Lungen-Qi erscheint im Bereich um die Wangenknochen oft eine leicht rötliche Färbung.

Die Nieren sind mit der Angst verbunden

Die Nieren sind mit der Angst verbunden und werden durch sie in Mitleidenschaft gezogen. Es gibt eine normale und eine nicht-normale Form der Angst. Die normale Angst ist dem Gefühl von Respekt und Ehrfurcht ähnlich. Mit derart ausgerichteten Gedanken bleibt man umsichtig und achtungsvoll und bewahrt seine Energie. Diese Art der Angst gilt als positive Erscheinungsform eines vollen und starken Nieren-Qi. Hat jemand jedoch zu starke Angst, kann es passieren, dass die Blase das Wasser nicht hält und sich öffnet, so dass man einnässt. Dieses Phänomen tritt auf, weil das Qi im Augenblick der Angst nach unten fließt.

Zang-Organ	**Emotionen**
Leber	Zorn und Wut
Herz	Freude
Milz	Grübeln
Lunge	Traurigkeit, Sorge und Kummer
Nieren	Angst

Die Zuordnung der Zang-Organe zu Emotionen

Die Zang-Organe und die fünf Reaktionen

Der Ausdruck „Reaktion“ ist in diesem Abschnitt im Sinne von Veränderung zu verstehen. Im Fall pathologischer Veränderungen der Zang-Organe treten auch entsprechende Reaktionen an anderen Körperteilen auf.

Pathologische Veränderungen des Leber-Qi beeinträchtigen das Greifen

Die Leber kontrolliert die Sehnen. Wenn sich das Leber-Qi pathologisch verändert, äußert sich das in einem Nachlassen der Fähigkeit, mit der Hand etwas greifen oder eine Faust bilden zu können. Womöglich hat man nur noch wenig Kraft oder es treten Krämpfe in der Hand auf.

Pathologische Veränderungen des Herzens lassen Hände und Füße kalt werden

Das Herz kontrolliert die Blutgefäße. Bei pathologischen Veränderungen des Herzens tritt mitunter ein Kältegefühl in den Händen und Füßen auf. Die Kälte in den Händen sollte genau diagnostiziert werden. Es macht einen bedeutenden Unterschied, ob sich die Kälte nur in einer Fingerspitze, im ganzen Finger, in der Hand oder bis zum Ellenbogen ausgebreitet hat. Hat sich eine Krankheit so entwickelt, dass die Kälte bis zum Ellenbogen vorgedrungen ist, ist das ein Indiz für ein schweres gesundheitliches Problem. Gleiches gilt für die Füße und die Beine. Die Kälte kann in verschiedener Ausprägung auftreten und wenn sie bis zum Knie reicht, liegt eine schwere Krankheit vor. Das Herz-Qi eines jungen Menschen ist in der Regel sehr stark. Junge Leute benötigen daher oft nicht einmal im Winter eine Mütze. Wird man älter, steigt jedoch die Abneigung gegenüber Kälte. Das Bedürfnis, den Kopf warm zu halten und besonders im Winter eine Kopfbedeckung zu tragen, nimmt zu. Die Erklärung dafür ist einfach: Es ist weniger Herz-Qi vorhanden, das nach oben steigen kann.

Pathologische Veränderungen von Magen und Milz verursachen Schluckauf und Erbrechen

Bei einer pathologischen Veränderung von Magen und Milz ist das Auftreten von Schluckauf oder sogar Erbrechen möglich. Bei Gesunden kontrolliert der Magen das Absinken des Qi. Schluckauf und Erbrechen sind Zeichen dafür, dass das Yuan-Qi und die Nieren-Essenz schwach sind. Das Magen-Qi wird dann nicht stabil im unteren Bereich gehalten, sondern steigt nach oben. Ursächlich sind jedoch Probleme von Magen und Milz.

Pathologische Veränderungen der Lunge verursachen Husten

Die Lunge herrscht über das Qi und die Atmung. Bei pathologischen Veränderungen der Lunge kommt es zu Husten. Der Husten tritt zum Beispiel auf, wenn die Lunge kalt ist. Er wirkt wie eine Erschütterung, durch welche die Kälte aus der Lunge ausgeleitet wird.

Pathologische Veränderungen der Nieren rufen Zittern hervor

Bei einer pathologischen Veränderung der Nieren erscheint ein Zittern. Es tritt beispielsweise auf, wenn die Nieren sehr kalt sind. Manchmal kommt es auch zu einem Niesen. Dadurch wird das Nieren-Yang-Qi aktiviert, um Kälte aus dem Körper auszuleiten. Bei gesunden Menschen tritt mitunter ein Niesen auf, ohne dass eine Erkältung vorliegt. Hier wurde die Kälte erfolgreich aus dem Körper vertrieben. Sind Personen jedoch bereits geschwächt, entsteht oftmals eine Erkältung, ohne dass ein vorheriges Niesen auftritt.

Zang-Organ	**Reaktionen**
Leber	Nachlassen der Fähigkeit zu Greifen
Herz	Kalte Hände und Füße
Milz	Schluckauf, Erbrechen
Lunge	Husten
Nieren	Zittern

Die Zuordnung der Zang-Organe zu Reaktionen

Die Zang-Organe und die fünf Geschmacksrichtungen

Die Zang-Organe haben eine Verbindung zu fünf Geschmacksrichtungen.

Die Leber ist mit dem Geschmack „sauer“ verbunden

Die Leber ist dafür zuständig, einen reibungslosen Qi-Fluss zu gewährleisten. Gleichzeitig hat sie die Aufgabe, beschränkend und zurückhaltend zu wirken. Auf Grund der Funktion des Zurückhaltens ist die Leber mit dem sauren Geschmack verbunden. Dieser wirkt adstringierend, also zusammenziehend, und somit im übertragenen Sinn zurückhaltend.

Das Herz ist mit dem Geschmack „bitter" verbunden

Lebensmittel mit einem bitteren Geschmack können das Herz-Feuer senken. Bekannt ist diese Wirkung zum Beispiel von der in Asien verbreiteten Bittergurke oder dem auch im Westen leicht erhältlichen Chicorée, der Grapefruit oder von Bitterschokolade.

Die Milz ist mit dem Geschmack „süß" verbunden

Diese Verbindung wird besonders bei Kindern deutlich: Kinder mögen Süßigkeiten gern, da bei ihnen die Milz und der Magen noch sehr schwach sind.

Die Lunge ist mit dem Geschmack „scharf" verbunden

Wohldosierte Mengen an scharfen Gewürzen, zu denen neben Chili, Cayennepfeffer und Curry unter anderem Zimt gehört, können die Lunge sanft stärken. Ein übermäßiger Genuss jedoch schwächt das Lungen-Qi und verursacht unter Umständen eine Schädigung der Leber.

Die Nieren sind mit dem Geschmack „salzig" verbunden

Der salzige Geschmack steuert die Aktivität der Nieren-Essenz. Daher sind Menschen darauf angewiesen, Salz zu sich zu nehmen. Verzehrt man jedoch zu viel Salz, so wird das Nieren-Qi übermäßig stark angeregt. Viele Erwachsene essen gern stark gewürzte Speisen. Das ist ein Hinweis darauf, dass diese Personen bereits geschwächt und häufig müde sind.

Zang-Organ	Geschmacksrichtungen
Leber	Sauer
Herz	Bitter
Milz	Süß
Lunge	Scharf
Nieren	Salzig

Die Zuordnung der Zang-Organe zu Geschmacksrichtungen

Die Zang-Organe und die fünf Gerüche

Die Zang-Organe stehen in einer Beziehung zu fünf Gerüchen.

Die Leber steht in Verbindung mit einem ranzigen Geruch, das Herz mit dem Geruch nach Verbranntem, die Milz mit einem süßlich, wohlriechenden Duft, die Lunge mit einem fauligen Geruch und die Nieren mit dem Geruch nach Modrigem.

Zang-Organ	Geruch
Leber	Ranzig
Herz	Verbrannt
Milz	Süßlich, Wohlriechend
Lunge	Faulig
Nieren	Modrig

Die Zuordnung der Zang-Organe zu Gerüchen

Wenn sich Teile des Körpers in einem pathologischen Zustand befinden, sollte man Nahrungsmittel zu sich nehmen, welche die entsprechenden Gerüche aufweisen. Beispielsweise helfen süßlich riechende Lebensmittel wie Erdnüsse dabei, Blockaden von Magen und Milz aufzulösen. Häufig lässt sich beobachten, dass man sogar instinktiv ein Verlangen nach entsprechend duftenden Speisen entwickelt.

Die Zang-Organe und die fünf Flüssigkeiten

Die Zang-Organe sind mit fünf Flüssigkeiten im Körper verbunden.

Die Leber steht mit den Tränen in Beziehung, das Herz mit dem Schweiß, Magen und Milz mit dem dünnflüssigen Speichel und die Lunge mit dem Nasensekret. Die Nieren sind mit dem dickflüssigen Speichel verbunden. Daher kann man durch das Betrachten der Zunge je nach Feuchtigkeit oder Trockenheit erkennen, wie der Gesundheitszustand der Nieren beschaffen ist.

Zang-Organ	**Flüssigkeiten**
Leber	Tränen
Herz	Schweiß
Milz	Dünnflüssiger Speichel
Lunge	Nasensekret
Nieren	Dickflüssiger Speichel

Die Zuordnung der Zang-Organe zu Flüssigkeiten

Die Welt der Zang-Fu-Organe

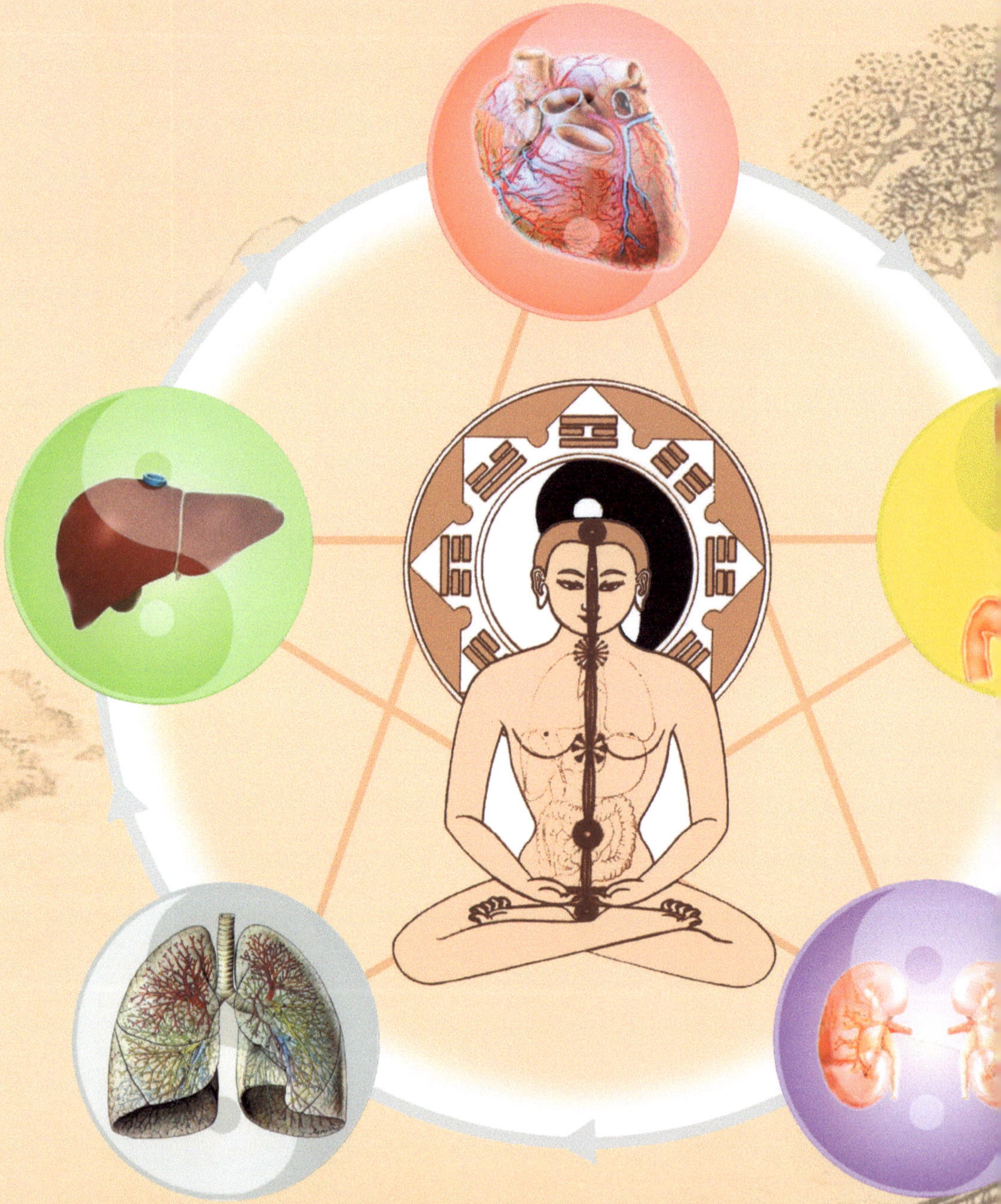

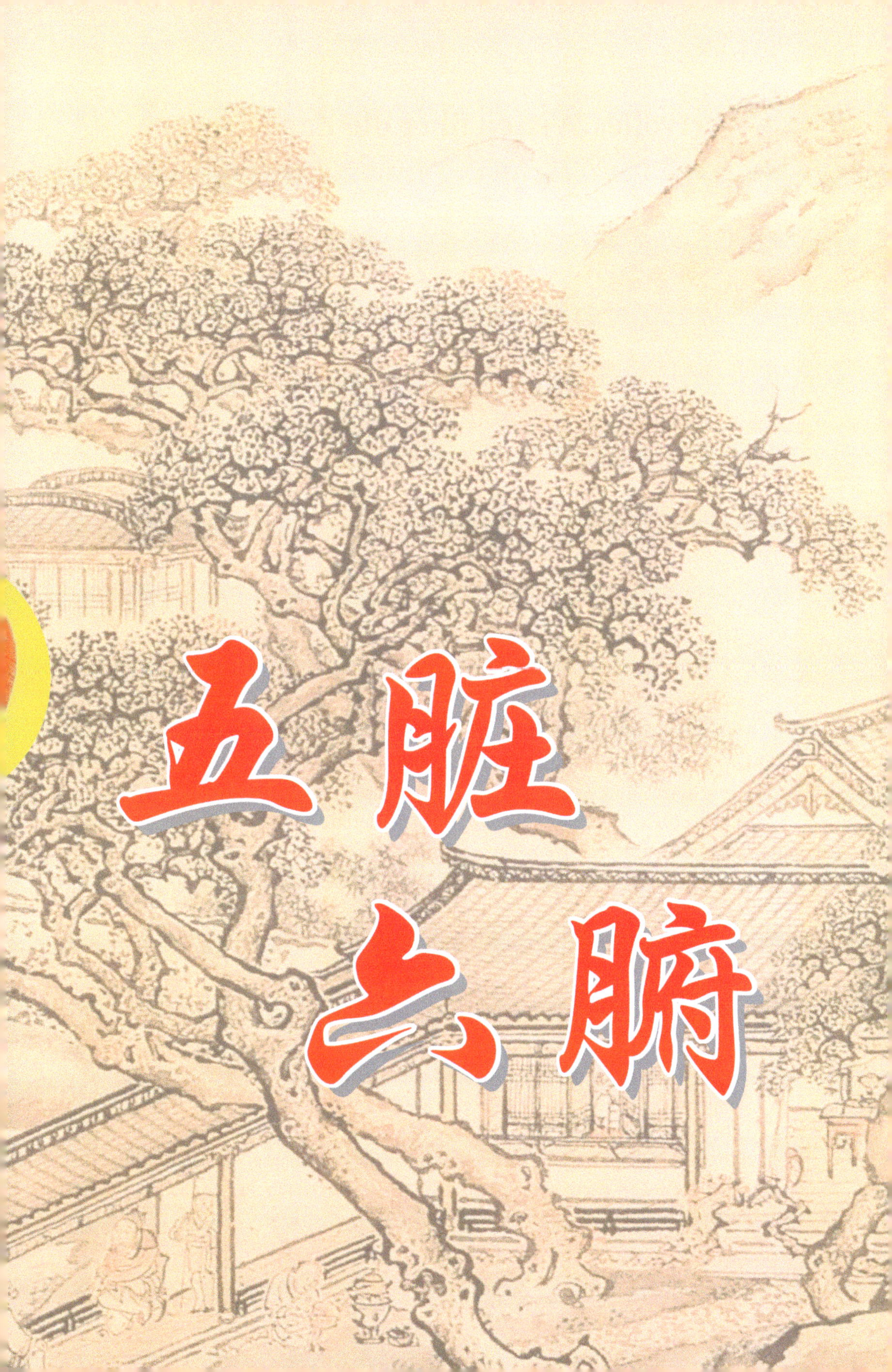
五脏
六腑

Wertvolles Wissen über die Zang-Organe

Das chinesische Schriftzeichen für „Zang“

脏

Im „Klassiker des Gelben Kaisers zur Inneren Medizin“, dem vor etwa 2.000 Jahren entstandenen Standardwerk der TCM, werden die Zang-Fu-Organe, ihre Funktionen und ihre wechselseitigen Beziehungen beschrieben. Veranschaulicht werden diese Beziehungen unter anderem durch Vergleiche mit sozialen Positionen im gesellschaftlichen Zusammenleben. Auch dort kommen den einzelnen Regierungsebenen und den verschiedenen Berufsgruppen jeweils eigene Aufgaben zu. Nur wenn alle diese Bereiche harmonisch zusammenwirken und einander respektieren, wird sich die Gemeinschaft gut entwickeln.

Die physischen und psychischen Aktivitäten der Menschen sind sehr komplex. Eine maßgebliche Rolle spielen dabei die Zang-Fu-Organe mit ihren jeweiligen physiologischen Funktionen und ihren geistigen Aspekten. Auf diesen Faktoren basieren Gesundheit, Vitalität und Lebensfreude. Durch eine gute Kenntnis der Zang-Fu-Organe, ihrer Funktionen und Einflussbereiche wird es möglich, im Leben auftretende Ungleichgewichte frühzeitig zu erkennen und ihnen entgegenzusteuern – zum Beispiel durch eine gesunde Ernährung, eine Verbesserung der Lebensgewohnheiten, eine Harmonisierung der Beziehungen oder eine positive Veränderung der Gedanken.

Zur Erinnerung: Im Gegensatz zur Schulmedizin, in der man vorrangig das Organ selbst betrachtet, ist der Ansatz der TCM ganzheitlich. Neben dem physischen Organ nimmt man hier stets Bezug auf dessen Funktionen, auf das Zusammenspiel mit den anderen Organen und dem Meridiansystem sowie auf die geistigen Aspekte und die Emotionen. Die folgenden Abschnitte geben einen Einblick in die Vielfalt und die feine Balance der „inneren Welt" – und sie geben Hinweise, wie man diese Balance gut erhalten und damit die Gesundheit schützen und pflegen kann.

Das Herz: Der Herrscher der inneren Organe

Das Herz wird in der chinesischen Tradition als Herrscher der inneren Organe angesehen. Es gilt somit als das wichtigste Organ. Die wesentlichen Aufgaben des Herzens bestehen aus Sicht der TCM darin, das Blut und die Blutgefäße zu kontrollieren und den Haupt-Geist (Shen) zu beherbergen.

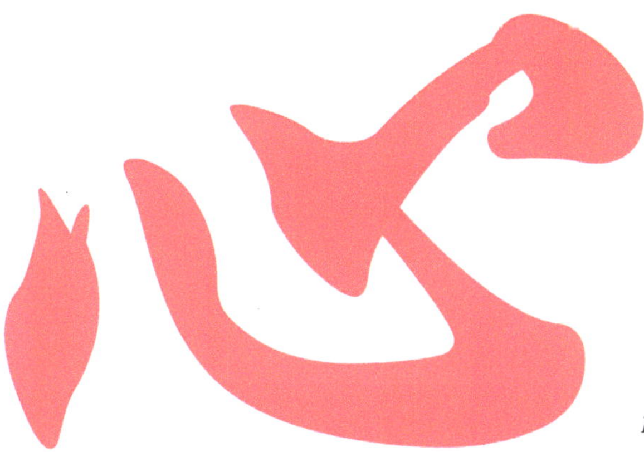

Das chinesische Schriftzeichen für „Herz"

Das Herz kontrolliert das Blut und die Blutgefäße

Der traditionellen chinesischen Heilkunst zufolge entsteht durch die Bearbeitung von Nahrungsmitteln in Magen und Milz sogenanntes Nahrungs-Qi. Dieses Nahrungs-Qi wird im Herz zu Blut umgewandelt. Das Herz ist zudem mit einer

Pumpe vergleichbar. Es sorgt dafür, dass das Blut ungehindert im Blutkreislauf fließt und so alles Gewebe und der gesamte Körper ernährt werden.

Der Zustand des Herz-Qi spiegelt sich im Zustand der Blutgefäße wider. Die Blutgefäße sind vom Qi und Blut des Herzens abhängig. Ist das Herz-Qi stark, sind auch die Blutgefäße in einem guten Zustand. Der Puls ist dann voll und gleichmäßig.

Das Herz ist der Sitz des Haupt-Geistes (Shen)

Das Herz ist der Sitz des Haupt-Geistes, der im Chinesischen auch als „Shen" bezeichnet wird. Gemäß der TCM residieren mit dem Haupt-Geist auch die psychische Aktivität (einschließlich der Emotionen) und das Bewusstsein im Herz. Beide Bereiche werden direkt vom Zustand des Herzens beeinflusst.

Ist das Herz-Qi stark und ist ausreichend Blut vorhanden, sind die psychischen Aktivitäten normal, die Emotionen sind in Harmonie, man hat einen klaren Kopf, ein gutes Gedächtnis und schläft gut. Ist das Herz-Qi hingegen schwach, können psychische und emotionelle Probleme entstehen. Man denkt langsam, wird vergesslich und es ist möglich, dass Depressionen auftreten. Zudem schläft man schlecht. In extremen Fällen kann es sogar zu Bewusstlosigkeit kommen.

Das Herz kontrolliert alle psychischen Aktivitäten des Geistes. Es ist darüber hinaus für das Erkennen und Verstehen zuständig. Über diese Fähigkeiten verfügt keines der anderen Organe. Das Herz ist somit die Wurzel des Lebens und der Ursprung der geistigen Aktivitäten.

Das Herz ist verbunden mit der Emotion Freude

Nach Ansicht der TCM ist jedes Organ mit einer eigenen Emotion verbunden. Dem Herz ist die Emotion Freude zugeordnet. Sie beruhigt den Geist, entspannt die inneren Organe und hat eine wohltuende, harmonisierende Wirkung auf den ganzen Körper.

Wird die Freude jedoch übertrieben und gerät man dadurch in zu viel Aufregung, kann dies das Herz verletzen. Die möglichen Folgen sind eine Überreizung und eine Vergrößerung des Herzens. Plötzliche Freude, wie sie vielleicht durch eine gute Nachricht aufkommt, bewirkt, dass sich das Herz und die Blutgefäße stark ausdehnen. Der Puls wird langsamer. Eine plötzliche Freude kann sich sehr ungünstig auf das Herz auswirken. So vermag beispielsweise ein plötzlicher, starker Lachanfall einen Herzinfarkt auszulösen.

Ist das Herz-Qi zu voll, tritt eine unnatürliche exzessive Freude auf. Ist das Herz-Qi schwach, erscheint Traurigkeit.

Die Tugend-Energie des Herzens

Die dem Herz zugeordnete Tugend-Energie ist die Höflichkeit. Sie steht für einen achtsamen und respektvollen Umgang mit den Mitmenschen, anderen Lebewesen und Dingen. Die Motivation zur Höflichkeit (sowie für die mit ihr in Verbindung stehende Ethik) entspringt dabei nicht äußeren Moralvorstellungen, sondern einem inneren Impuls.

Ist die Tugend-Energie des Herzens stark ausgeprägt, zeigt sich das in einer positiven Ausstrahlung, in Flexibilität und Sicherheit. Die Gedanken sind moralisch, man gewinnt leicht Vertrauen und ist in Vielem erfolgreich.

Bei einer schwach ausgeprägten Tugend-Energie des Herzens kann es dazu kommen, dass es schwer fällt zu verzeihen, dass man ungeduldig ist, auch im Unrecht noch streitet und zur Eitelkeit neigt. In der Folge gerät man oft in schwierige Situationen.

Die Verbindung des Herzens mit Träumen

Das Herz beherbergt den Haupt-Geist und hat durch ihn eine enge Beziehung zum Schlaf. Je nachdem, wie stark oder schwach das Qi des Herzens ist, wird auch der Geist verschieden beeinflusst. Das wiederum hat Auswirkungen auf den Schlaf und die darin auftretenden Träume. Bei einem schwachen Herz-Qi können Träume von Bergen, Feuer und Rauch oder einem Penis auftreten. Im Sommer träumt man von Vulkanausbrüchen, Feuer oder davon, bei Löscharbeiten zu helfen.

Ist das Herz-Qi zu stark, träumt man häufig davon zu lachen oder davon nach oben zu fliegen. Das Herz ist mit dem Haupt-Geist verbunden, dessen zugeordnete Emotion die Freude ist. Der Laut für das Herz ist das Lachen. Ist das Herz-Qi zu stark, fließt die Energie nicht harmonisch, so dass ein Lachen hervorgerufen wird.

Häufige Erkrankungen des Herzens

Die Schulmedizin geht zumeist davon aus, dass beim Auftreten von Herzerkrankungen das Organ selbst ein gesundheitliches Problem hat. In der TCM ist man jedoch der Meinung, dass in solch einem Fall mögliche Ursachen auch im Herz-Meridian sowie im Lungen-, Magen-, Milz-, Gallenblasen- oder Perikard-Meridian liegen können.

Nach Ansicht der TCM gibt es einen Meridiankreislauf, in dem zu bestimmten Zeiten einzelne Meridiane und die ihnen zugeordneten Organe besonders aktiv sind. Dieser Kreislauf wird, wie an anderer Stelle bereits beschrieben, auch als Meridianuhr bezeichnet. Beim Auftreten gesundheitlicher Probleme erhält man durch sie Hinweise darauf, welche Meridiane möglicherweise beteiligt sind.

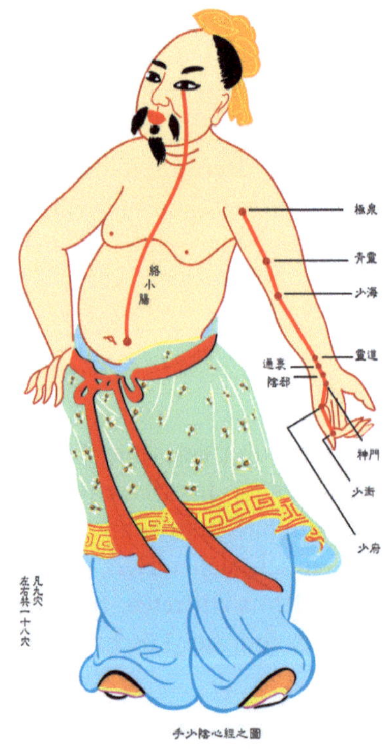

Historische Darstellung des Herz-Meridians

Der Herz-Meridian verläuft von der Achselhöhle aus entlang der Innenseite des Armes bis zum kleinen Finger. Auf ihm liegen pro Körperseite neun Akupunkturpunkte.

Herzkrankheiten oder Herzinfarkte werden oftmals am Morgen gegen 9:00 Uhr akut, können jedoch auch zu anderen Tageszeiten auftreten. Nach Ansicht der Schulmedizin ist, unabhängig von der Tageszeit, stets eine gesundheitliche Schwäche des Organs Herz ursächlich für das Problem. In der TCM geht man hingegen davon aus, dass sich die Ursachen je nach Tageszeit unterscheiden. So wird ein Herzinfarkt, der gegen 9:00 Uhr morgens auftritt, wahrscheinlich durch Probleme von Magen und Milz hervorgerufen. Manchmal haben Menschen nach dem Mittagessen ein rotes Gesicht und fühlen sich im Bereich des Brustkorbes unwohl. Das ist ein Anzeichen für eine mögliche Herzerkrankung. Ein Herzinfarkt, der zwischen 13:00 und 15:00 Uhr auftritt, wird häufig durch Probleme des Dünndarms verursacht, da Herz und Dünndarm in einer Innen-Außen-Beziehung zueinander stehen. Kommt es zwischen 15:00 und 17:00 Uhr zu einem Herzinfarkt, wird dieser meist durch Probleme des Blasen-Meridians hervorgerufen. Das wiederum ist ein Indiz dafür, dass ein Mangel an Qi vorliegt. Ein Herzinfarkt, der zwischen 17:00 und 19:00 Uhr auftritt, wird möglicherweise durch eine große Schwäche der Nieren-Essenz verursacht.

Der Einfluss des Lungen-Meridians

Lunge und Dickdarm stehen in einer Innen-Außen-Beziehung zueinander. Von Herzerkrankungen Betroffene, bei denen es gleichzeitig zu einer Verstopfung kommt, sind einem erhöhten Herzinfarktrisiko ausgesetzt. Viele Herzinfarkte treten beim Stuhlgang auf, da hierbei Herz- und Lungen-Qi gefordert sind. Will man den Stuhl mit viel Kraft ausleiten, ist es möglich, dass zu viel Herz- und Lungen-Qi verbraucht werden und das Qi unten leer ist. In solch einem Fall wird das Qi oben zerstreut. Liegt eine Herzerkrankung vor, existiert bereits ein Mangel an Herz-Qi. Wird nun durch den Stuhlgang zusätzlich Qi verbraucht, verstärkt sich die Gefahr eines Infarkts.

Manche Menschen spüren ein unangenehmes Völlegefühl oder Druck im Brustkorb, sie sind unruhig und husten. Medizinische Untersuchungen zeigen jedoch keine Auffälligkeiten. Diese Personen haben oftmals eine seufzende Ausatmung. Hier liegt eine Krankheit vor, die ursächlich durch eine Blockade des Lungen-Meridians hervorgerufen wird, jedoch durch das Herz mit den eingangs genannten Symptomen in Erscheinung tritt.

Der Einfluss des Magen- und des Milz-Meridians

Ein Herzinfarkt kann auch auftreten, wenn man zu üppig gegessen hat. Magen und Milz benötigen dann viel Qi, um die Nahrung zu bearbeiten. Nach der Lehre von den fünf Wandlungsphasen sind das Herz mit dem Element Feuer sowie Magen und Milz mit dem Element Erde verbunden. Das Element Feuer ernährt das Element Erde. Bildlich ausgedrückt steht das Herz mit Magen und Milz in einer Mutter-Kind-Beziehung. So wie eine Mutter ihre Kinder immer unterstützt, erhalten Magen und Milz viel Qi vom Herz. Wird das Herz dabei zu stark gefordert, können Herzkrankheiten entstehen oder sogar Herzinfarkte auftreten. Noch eine weitere Beziehung der Organe ist hier von Bedeutung: Wenn in Magen und Milz die Kraft zur Umwandlung der Nahrung nicht stark genug ist, erhalten sie Unterstützung durch das Nieren-Qi. Das Nieren-Qi wird dann jedoch nicht mehr ausreichend gespeichert und in der Folge ist die Versorgung des Herzens mit Qi gestört. Auch dadurch werden Herzerkrankungen verursacht.

Ärzte und Therapeuten sollten bei der Diagnose von Herzkrankheiten stets sehr sorgfältig sein. Sie sollten zudem darauf achten, dass sich beim Patienten keine Verstopfung einstellt und ihn dazu ermutigen, pro Mahlzeit nicht zu viel Nahrung aufzunehmen, sondern lieber mehrmals am Tag kleinere Portionen zu essen.

Im „Klassiker des Gelben Kaisers zur Inneren Medizin" wird beschrieben, dass Erkrankungen von Milz und Magen das Herz beeinflussen. Beispielsweise stellt sich bei Problemen des Magen-Meridians Unruhe ein und man ist nervös, als würde man Hunger haben. Ist der Magen zu voll, erhalten Magen und Milz viel Qi vom Herz und es kann zu einem schnelleren Herzschlag kommen. Bei Problemen des Milz-Meridians ist das Herz unruhig und es können Herzschmerzen auftreten.

Der Einfluss des Herz-Meridians

Eine Disharmonie im Herz-Meridian äußert sich in Schmerzen des Herzens. Ein Beispiel hierfür ist ein Mangel an Herz-Blut. Im menschlichen Körper müssen Gehirn, Herz und Nieren in jeder Sekunde vollständig mit Qi und Blut versorgt werden. Ein zu hoher Blutdruck ist daher eigentlich ein Hinweis auf einen Blutmangel in Gehirn und Herz. Die Versorgung mit Blut wird dann durch einen erhöhten Blutdruck verbessert.

Im Fall eines Blutmangels aktiviert der Körper automatisch das in den Nieren gespeicherte Yuan-Qi, um die Versorgung zu ergänzen. Das Herz herrscht über die inneren Organe, doch das Yuan-Qi kontrolliert das Herz. Wurde zu viel Yuan-Qi verbraucht, werden dadurch Krankheiten verursacht. Bei einem Mangel an Yuan-Qi fühlt man sich im Herz unwohl. Mittels der Pulsdiagnose lässt sich dieser Zustand ebenfalls erkennen. Man findet hier entweder einen schnellen Puls mit hoher Frequenz oder einen sehr langsamen Puls mit niedriger Frequenz. Beide Pulsarten werden durch einen Mangel an Yuan-Qi hervorgerufen. Der schnelle Puls zeigt an, dass ein Mangel an Yuan-Qi vorliegt und dieses schon zu einem hohen Maß verbraucht ist. Der langsame Puls zeigt an, dass ein Mangel an Yuan-Qi besteht und dieses bereits noch größeren Schaden genommen hat. Beide Pulsarten weisen auf ernste Herzerkrankungen hin, wobei der langsame Puls ernster zu nehmen ist, als der schnelle Puls. Treten bei einem Patienten beide Pulsarten zu verschiedenen Tageszeiten auf, ist das ein Indiz dafür, dass eine sehr schwere Krankheit besteht.

Der Einfluss des Nieren-, des Gallenblasen- und des Perikard-Meridians

Durch ein schwaches Nieren-Qi kann ein Herzinfarkt entstehen. Bei einem Mangel an Nieren-Essenz treten Unruhe, Wut und Herzschmerzen auf. Sind die Nieren schwach, fühlt sich das Herz leer an und man hat das Gefühl, als würde es in der Luft schweben. Man ist empfindlich, schreckhaft und lässt sich leicht in Unruhe versetzen.

Ist der Gallenblasen-Meridian blockiert, treten Schmerzen im Bereich der Rippen auf, wenn man den Oberkörper drehen möchte. Manche Menschen spüren im Liegen auf dem Rücken ein Unwohlsein im Herzbereich und sie trauen sich nicht, sich auf die Seite zu drehen. Die Ursache hierfür liegt ebenfalls in einer Blockade des Gallenblasen-Meridians.

Das Perikard (der Herzbeutel) umgibt das Herz. Bei Problemen des Perikard-Meridians schlägt das Herz schnell und nervös. Das ist nach Ansicht der TCM nicht so schlimm, da dieses Symptom außerhalb des Herzens entsteht und nicht in seinem Inneren.

Psychische Erkrankungen durch Disharmonie des Haupt-Geistes (Shen)

Das Herz ist der Sitz des Haupt-Geistes. Wie bereits beschrieben kontrolliert er die psychischen Aktivitäten einschließlich der Emotionen, das Bewusstsein, das Gedächtnis, das Denken und den Schlaf. Ist das Herz-Qi stark, gilt das auch für den Haupt-Geist. In diesem Fall hat man Lebenskraft, ist glücklich und ruhig und die Gedanken sind klar. Bei einem Mangel an Herz-Qi fehlt es hingegen an Vitalität. Als Folge tritt Traurigkeit auf, man ist niedergeschlagen, depressiv und das Denken ist verwirrt.

Die Kontrolle, die der Haupt-Geist ausübt, bezieht sich hauptsächlich auf zwei Bereiche: Auf den Magen-Meridian und auf den Nieren-Meridian.

Blockaden des Magen-Meridians: Ursache von Zurückgezogenheit und Angst vor Licht

Ist der Magen-Meridian blockiert und in Disharmonie, geht man nicht gern mit anderen Personen um und möchte insbesondere nicht mit Fremden zusammen sein. Man hat Angst vor hellem Licht und vor Feuer. Ist der Magen schwer erkrankt und auf Grund dessen der Haupt-Geist stark in Mitleidenschaft gezogen, möchte man nur zu Hause bleiben und fühlt sich sicherer, wenn die Vorhänge geschlossen sind und es dunkel ist. Außerdem hat man Angst, wenn man klopfende Geräusche hört, vor allem dann, wenn es sich um ein Klopfen auf Holz handelt. Diese Erscheinungen werden durch ein Mangel-Syndrom des Magen-Meridians hervorgerufen. Bei einem Fülle-Syndrom des Magen-Meridians macht der Magen oft Geräusche und man fühlt sich unwohl. Zudem haben die Betroffenen häufig das Bedürfnis, nach oben (zum Beispiel auf einen Berg oder ein hohes Gebäude) zu gehen und zu singen. Einige möchten sich die Kleidung ausziehen oder einfach hin und her laufen. Nach Ansicht der TCM sind alle Meridiane in einem Kreislauf miteinander verbunden. Daher besteht auch eine Verbindung zwischen Magen-Meridian und Herz-Meridian. Krankheiten, die auf einer Blockade des Magen-Meridians beruhen, haben somit einen Einfluss auf die Gesundheit der Psyche bzw. des Haupt-Geistes.

Hoher Verbrauch von Yuan-Qi: Ursache für eine beeinträchtigte Sehkraft, Angst und Nervosität

Die grundlegende Ursache für einen Mangel an Herz-Qi besteht in einem sehr großen Verbrauch an Yuan-Qi. Das Yuan-Qi wird in den Nieren gespeichert. Treten in der Nieren-Essenz pathologische Veränderungen auf, ist der Blick verschwommen, die Sehkraft ist beeinträchtigt und man befindet sich in einem Zustand wie zwischen Wachsein und Schlaf. Wenn die pathologischen Veränderungen zunehmen, treten Angst und Nervosität auf. Bei noch weiterer Verschlimmerung kommt es zu einer Unruhe, als würde man hungrig sein, ohne jedoch Appetit zu haben. Zudem sind die Gliedmaßen kalt, wie bei einem zu niedrigen Blutdruck. Bei einem Mangel an Nieren-Qi hat man ebenfalls schnell Angst und leidet oft unter dem Gefühl, dass man von hinten angegriffen werden könnte. Alle hier aufgeführten Symptome zählen zu den Indizien pathologischer Veränderungen des Nieren-Meridians.

Psychische Folgen pathologischer Veränderungen des Magen- und des Nieren-Meridians

Pathologische Veränderungen von Magen-Meridian und Nieren-Meridian sind eine Grundlage für viele psychische Probleme. Immer mehr Menschen leiden unter Stress und den dadurch hervorgerufenen psychischen Erkrankungen. Diese Phänomene sind eng mit der Arbeitswelt, dem sozialen Umfeld und den Lebensgewohnheiten verbunden. Wird die Gesundheit nicht gepflegt und immer mehr Yuan-Qi verbraucht, schadet das den Nieren und dem Magen. Wenn jemand beispielsweise bei der Arbeit stark unter Stress leidet, können sich leicht Magenbeschwerden einstellen. Der Stress hat auch Auswirkungen auf die Leber. Dieses Organ ist nach Ansicht der TCM mit dem Element Holz verbunden. Der Magen wiederum steht in Verbindung mit dem Element Erde. Das Element Holz kontrolliert das Element Erde. Wenn man viel Stress hat, kontrolliert im übertragenen Sinn die Leber den Magen im Übermaß, so dass es unter Umständen zu einer negativen Beeinflussung des Magens bis hin zu dessen Erkrankung kommt.

Ein kalter Magen kann Depressionen hervorrufen

Wenn der Magen übermäßig kalt ist, vermag das Qi nicht frei im Magen-Meridian zu fließen. Oft entstehen dann nach und nach psychische Krankheiten, wie zum Beispiel Depressionen. Hier sind die Symptome der Krankheiten zwar psychisch, die Ursache liegt gemäß der TCM jedoch in Erkrankungen des Magens bzw. der Nieren. In der westlichen Medizin würde man in derartigen Fällen wahrscheinlich einen Psychologen zur Behandlung hinzuziehen. In der TCM hingegen wählt man den Ansatz, diese Erkrankungen zunächst auf der körperlichen Ebene zu behandeln. Zu den möglichen Therapien zählen eine Umstellung der Ernährung, Heilkräutergaben, Massagen und Qigong. Der erste Behandlungsschritt besteht in der Regel darin, die Kälte im Magen und in den Nieren zu beseitigen und das Nieren-Qi aufzubauen. Auf diese Weise wird es möglich, dass sich das Qi wieder ungehindert in den Meridianen bewegt und die psychischen Krankheiten nach und nach verschwinden.

Wenn das Herz-Qi stark ist, ist auch der Haupt-Geist aktiv und vital. Ist das Herz-Qi hingegen schwach und sind zudem das Nieren-Qi verletzt und das Magen-Qi schwach, kommt es zu Problemen des Haupt-Geistes, die sich direkt auf die Gesundheit auswirken.

Hinweise zur Gesundheitspflege des Herzens

Um das Herz zu pflegen und den freien Fluss des Qi in den Meridianen zu gewährleisten, sollte man im Alltag einige Verhaltensregeln beachten:

Freuen Sie sich mit Bedacht

Das Herz hat eine enge Beziehung zur Freude. Daher beeinflusst die Freude auch die Gesundheit des Herzens. Die normale Freude, welche ein gutes Lebensgefühl gibt, hilft dabei, Unruhe und Stress abzubauen und in Harmonie zu sein. Jegliche Übertreibung der Freude oder eine plötzliche Freude sollten vermieden werden, da sie dem Herz schaden.

Bewahren Sie Gleichmut und vermeiden Sie Stress sowie starkes Schwitzen

Für die Personen, die an Erkrankungen des Blutkreislaufes leiden, spielt die Harmonisierung des emotionellen Zustandes eine große Rolle. Sie sollten es außerdem vermeiden, stark zu schwitzen, da Blut und Körperflüssigkeiten einen gemeinsamen Ursprung haben. Nach Ansicht der TCM kontrolliert das Herz den Schweiß und es schadet dem Blut, wenn man zu viel an Körperflüssigkeiten verliert.

Übertreiben Sie die Arbeit nicht – nach einer Pause geht alles besser

Ein Übertreiben der Arbeit und zu große Müdigkeit schaden dem Herz, dem Blut und dem Herz-Qi. Daher gilt es, Übermüdungen zu vermeiden – sie verbrauchen viel Qi und schaden dem Herz.

Schützen Sie sich vor Kälte

Zu viel Kälte kann dazu führen, dass sich die Blutgefäße zusammenziehen und das Gewebe nicht ausreichend mit Sauerstoff versorgt wird. Da das Herz das Blut und die Blutgefäße kontrolliert, schadet starke Kälte auch dem Herz.

Zusammenfassung zu den Zuordnungen des Herzens

Hauptaufgabe	Geistiger Aspekt	Emotion	Tugend	Laut	Gewebe-art
Sitz des Haupt-Geistes (Shen), Kontrolle von Blut und Blutgefäßen	Haupt-Geist (Shen)	Freude	Höflich-keit	Lachen	Blut-gefäße

Körperöffnung im Gesicht	Element	Jahres-zeit	Klimati-scher Zustand	Richtung	Grund-farbe
Zunge	Feuer	Sommer	Hitze	Süden	Rot

Die Lunge: Ein Premierminister, der mit der Regulation betraut ist

In der TCM werden die inneren Organe oft mit Regierungsmitgliedern oder Beamten verglichen und je nach ihrer Funktion in verschiedene Dienstgrade eingeteilt. Die Zang-Organe spiegeln die höhere Leitungsebene wider, die Fu-Organe die untergeordnete Ebene. Während auf der unteren Ebene ganz konkrete Vorgänge bearbeitet werden, sind die Regierungsmitglieder und höheren Beamten vor allem kontrollierend und regulierend tätig. Da ihnen eine große Bedeutung zugesprochen wird, gilt dies im übertragenen Sinn auch für die Zang-Organe.

Im alten China wurde das Herz mit dem Herrscher verglichen. Der Lunge kommt die wichtige Aufgabe des Premierministers zu, der mit der Regulation betraut ist und den Herrscher loyal unterstützt. Diese Beziehung ist zugleich Ausdruck der engen Verbindung zwischen Qi und Blut. Die Lunge herrscht über das Qi und das Herz kontrolliert das Blut. In den Überlieferungen der chinesischen Heilkunst heißt es dazu: „Das Qi ist der General des Blutes, da es das Blut bewegt. Das Blut hingegen ist die Mutter des Qi.“ Qi und Blut unterstützen sich gegenseitig und sind voneinander abhängig.

Das chinesische Schriftzeichen für „Lunge“

肺

Die Lunge herrscht über das Qi und die Atmung

Nach dem „Klassiker des Gelben Kaisers zur Inneren Medizin“ besteht eine wichtige Funktion der Lunge darin, über das Qi und die Atmung zu herrschen. Zudem kontrolliert die Lunge die Blutgefäße, indem das Lungen-Qi dem Herz hilft, die Blut-Zirkulation zu kontrollieren. Auch die Meridiane sowie das Verteilen und Absteigen von Qi und Körperflüssigkeiten werden von der Lunge überwacht.

Der Lungen-Meridian ist in der Zeit zwischen 3:00 und 5:00 Uhr morgens besonders aktiv. In diesem Zeitraum werden durch ihn Qi und Blut neu im ganzen Körper verteilt. Ein tiefer Schlaf in den frühen Morgenstunden ist daher sehr wichtig. Kann man in der genannten Zeit nicht schlafen, wird die Verteilung von Qi und Blut durch das Lungen-Qi im Körper gestört. Wenn man schläft, befinden sich normalerweise alle Organe und alles Gewebe in einem ausgeglichenen Zustand. Gerät nun allerdings ein Organ in einen aktiven Zustand, so erhält es mehr Qi und die gesamte Verteilung des Qi zwischen den Organen kommt aus dem Gleichgewicht.

Manche Menschen haben in der Zeit zwischen 3:00 und 5:00 Uhr morgens das Bedürfnis, zur Toilette zu gehen. Eine volle Blase stört die harmonische Verteilung von Qi und Blut im Körper. Es ist daher ratsam, bei Bedarf auch nachts zur Toilette zu gehen, da so ein negativer Einfluss auf die Verteilung von Qi und Blut vermieden wird.

Vollständiges Nieren-Qi ermöglicht eine tiefe Atmung

Wie bereits in den einführenden Abschnitten dargestellt, stehen die Organe und die ihnen zugeordneten Meridiane in einer engen Beziehung zueinander. Dies ist auch bei der Lunge und den Nieren der Fall.

Bei Kranken, die künstlich beatmet werden, ist häufig ein Schnaufen zu hören. Sie verfügen nicht mehr über genügend Qi im Körperinneren. Es besteht keine Möglichkeit, dieses Qi über eine Maschine von außen zuzuführen. Gemäß der TCM ist ein Absinken des Qi unter anderem von den Nieren abhängig, die den Empfang des Qi kontrollieren. Dieser Gedanke ist mit etwas Hintergrundwissen einfach zu verstehen: Die Lungen senden das Qi nach unten zu den Nieren. Die Nieren wiederum empfangen das Qi und sorgen dafür, dass es unten gehalten wird. Ist die Nierenfunktion stark, kann das Qi im Körperinneren harmonisch fließen. Das gilt auch für das durch die Atmung aufgenommene Qi. Ist die Nierenfunktion jedoch schwach, sind die Nieren nicht mehr in der Lage, das absinkende Qi von der Lunge zu empfangen. Dieses Qi kann dann nicht weit genug absinken und verbleibt im oberen Teil des Körpers. Dadurch erklärt sich das schnaufende Geräusch.

Manche Menschen spüren, wenn sie sich in Ruhe befinden, ein unangenehmes Gefühl im Brustkorb. Eine mögliche Ursache hierfür ist ein schwaches Nieren-Qi. Auch in diesem Fall ist die Funktion der Nieren, das absinkende Qi von der Lunge zu empfangen, zu schwach. Das Qi, welches eigentlich absinken sollte, verbleibt dann im Brustkorb. Hält ein solcher Zustand über längere Zeit an, können Krankheiten entstehen. Die Ursachen von Erkrankungen im Lungenbereich bzw. im Atmungssystem sind jedoch vielfältig. Beispielsweise werden Lungenentzündungen, Erkältungen oder Husten meist durch eine kalte Lunge verursacht. Wenn hingegen chronisches Asthma so stark wird, dass die betroffene Person nicht mehr liegen kann, ist die Ursache dafür in den Nieren zu finden. Auch das Magen-Qi spielt eine große Rolle.

Die Lunge kontrolliert die Atmung und ist im Besonderen für die Einatmung zuständig. Viele machen gern Ausflüge in die Natur, um dort frische Luft zu atmen und etwas Gutes für die Gesundheit zu tun. Doch nicht die Sauerstoffzufuhr allein ist entscheidend. Wenn zum Beispiel ein Patient auf einer Intensivstation, der schwer atmet und röchelt, Sauerstoff bekommt, ist es möglich, dass sich die Atemfrequenz nicht verändert, obwohl nun Sauerstoff verfügbar ist. Üblicherweise ist hier nicht der Sauerstoffmangel das Problem, sondern ein Mangel an Nieren-Qi (Yuan-Qi). Bei Reisen in große Höhenlagen können ebenfalls Probleme mit der Atmung auftreten. Hierfür ist jedoch meist tatsächlich der Sauerstoffmangel verantwortlich.

Das Lungen-Qi stammt aus Magen und Milz

Die Lunge herrscht über das Qi und die Atmung. Sie erhält zwei Arten von Qi: Das Qi aus der Luft und das Nahrungs-Qi. Nach Ansicht der TCM spielt somit neben dem Nieren-Qi auch das Magen-Qi eine große Rolle für die Lunge. Im Magen werden die aufgenommenen Lebensmittel verarbeitet und über die Milz wird aus ihnen das Nahrungs-Qi gewonnen. Das Nahrungs-Qi wird durch die Milz nach oben zur Lunge geleitet, die das Qi schließlich im ganzen Körper verteilt. Wenn die Absorptionsfunktion der Verdauung stark ist, ist auch das Qi des ganzen Körpers stark und voll. Die Funktion der Lunge, das Qi zu kontrollieren, steht in einem engen Bezug zum Nahrungs-Qi. Man sollte den Magen und die Milz daher gut pflegen.

Nach Ansicht der TCM sind sämtliche Meridiane miteinander verbunden. Die Gesundheit hängt davon ab, ob alle Meridiane frei sind. Tritt an irgendeiner Stelle eine Blockade auf, können sich die Funktionen der Lunge, über das Qi zu herrschen und seine Verteilung sowie sein Absteigen zu kontrollieren, nicht vollständig entfalten.

Die Lunge beherbergt die Körperseelen (Po)

Die Lunge ist die Residenz der sogenannten Körperseelen. Im Vergleich zu den mit der Leber in Verbindung stehenden Wanderseelen, die dem Yang zugeordnet werden, gelten die Körperseelen als Yin. Die Wanderseelen betreten den Körper bis zu drei Tage nach der Geburt und sie bestehen nach dessen Tod fort. Die Körperseelen werden hingegen bereits bei der Empfängnis gebildet und sterben zusammen mit dem Körper. Das Leben des Neugeborenen konzentriert sich nach der Geburt stark auf die Körperseelen, die in den ersten Monaten von den Körperseelen der Mutter genährt werden.

Die Körperseelen sind verantwortlich für die physiologischen Prozesse, für Gefühle und Empfindungen sowie für das Sehen, Hören, Riechen und Schmecken.

Wenn das Lungen-Qi stark und in Harmonie ist, trifft das auch auf die Körperseelen zu. Die Lunge wird dann ihre Aufgabe als Premierminister und die damit einhergehenden Funktionen gut erfüllen.

Die Lunge wird von Sorge, Kummer und Traurigkeit in Mitleidenschaft gezogen

Sorge, Kummer und Traurigkeit greifen direkt die Lunge an. So erzeugt Sorge einen Qi-Stau. Bei Menschen, die sich viele Sorgen machen, treten oft Verspannungen in den Schultern und ein Engegefühl im Brustkorb auf. Bei Frauen kann ein durch Sorge hervorgerufener Qi-Stau sogar Knoten in der Brust entstehen lassen. Kummer und Traurigkeit verbrauchen das Lungen-Qi. Anzeichen dafür sind unter anderem Müdigkeit, eine weiße Gesichtsfarbe und eine kraftlose, weinerliche Stimme.

Sorge, Kummer und Traurigkeit können auch zu einer Stagnation des Qi im Brustkorb führen. Typische Symptome sind beispielsweise ein beengendes Gefühl im Brustkorb und leichte Atemnot.

Die Tugend-Energie der Lunge

Der Lunge wird die Tugend-Energie der Gerechtigkeit zugeordnet, die mit Rechtschaffenheit und Hilfsbereitschaft korrespondiert. Ein hier ebenfalls mitschwingender Aspekt ist das Loslassen – das bedeutet, möglichst frei zu sein von Anhaftungen an eigene Vorstellungen, an den persönlichen Vorteil oder an materielle Güter. In diesem Sinn ist das Loslassen die Grundlage wirklicher Gerechtigkeit.

Ist die Tugend-Energie der Lunge stark ausgeprägt, sind die Menschen hilfsbereit. Sie denken an das Wohl anderer und sind freigiebig. Kennzeichnend ist zudem, dass sie erfolgreich sind, schnell Vertrauen gewinnen und selbst leicht Unterstützung und Hilfe bekommen.

Ist die Tugend-Energie der Lunge schwach, machen sich schnell Eifersucht, Neid, Eitelkeit, Streitsucht und Aggressivität bemerkbar. Betroffene Personen sind häufig nicht sehr wohlhabend.

Die Verbindung der Lunge mit Träumen

Die inneren Organe sind über den Fluss des Qi eng miteinander verbunden. Den einzelnen Organen werden zudem jeweilige geistige Aspekte sowie Emotionen zugeordnet. Veränderungen des Qi-Zustandes eines Organs können sich in bestimmten Träumen äußern.

Bei einem zu starken Lungen-Qi haben die Körperseelen nur wenig Harmonie mit dem Herz. Es treten Träume auf, in denen man weint, Sorge und Angst hat oder in denen man fliegt.

Mangelt es an Lungen-Qi, treten mitunter Träume von weißen Dingen oder Metall auf. Es ist auch möglich, dass man von einem Kampf mit Messern oder Schwertern träumt sowie von Krieg oder blutigen Morden. Besonders im Herbst können Träume von Schlachten und Krieg auftreten.

Häufige Erkrankungen durch Blockaden des Lungen-Meridians

Im gesunden Zustand fließt das Qi ungehindert durch alle Meridiane. Tritt jedoch an irgendeiner Stelle ein Stau auf, stellen sich bestimmte Symptome ein und die Blockade in den Meridianen führt schließlich zur Entstehung von Krankheiten.

Der Lungen-Meridian verläuft beidseitig des Körpers jeweils von der oberen Seite des Brustkorbes über die Innenseite des Armes bis zum Daumen. Auf ihm liegen pro Körperseite 11 Akupunkturpunkte.

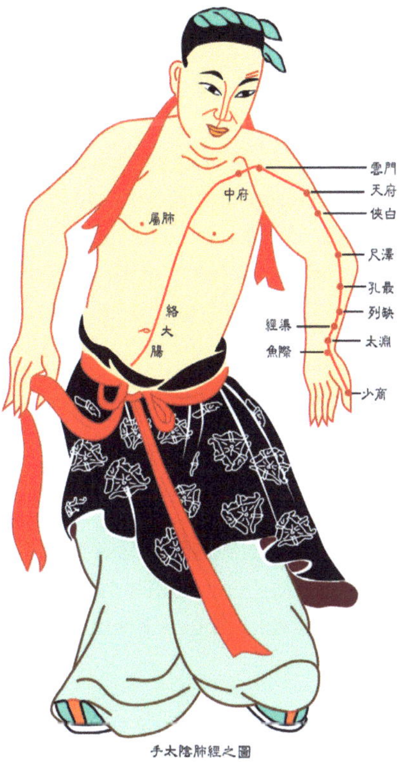

Historische Darstellung des Lungen-Meridians

Blockaden des Lungen-Meridians äußern sich durch verschiedene Krankheitssymptome, von denen die häufigsten nachfolgend aufgeführt sind:

Ein leichter Qi-Stau im Lungen-Meridian führt zu leichten Erkrankungen

Ein Qi-Stau im Lungen-Meridian wirkt sich auf die Gesundheit aus und kann zu Erkrankungen führen. Bei einem leichten Qi-Stau treten auch nur leichte Krankheitssymptome auf. Beispielsweise dehnt sich die Lunge aus und es kommt zu einem lauten Husten. Eine Behandlung durch die TCM ist in diesen Fällen sehr einfach. Wird jedoch nicht frühzeitig eingegriffen und verstärkt sich der Qi-Stau, so treten weitere Symptome auf.

Bei einer leichten Erkrankung ist es möglich, dass der Akupunkturpunkt Quepen (Magen 12) in der Nähe des oberen Teils des Schlüsselbeines schmerzt. Er ist ein wichtiger Kreuzungspunkt, durch den viele Meridiane, unter anderem zum Kopf hin verlaufen. Verschlimmert sich die Erkrankung, treten möglicherweise Schulterschmerzen oder ein unangenehmes Gefühl in diesem Bereich auf. Die Pflege des Quepen ist daher sehr wichtig und man sollte den Schulterbereich auch im Alltag oft bewegen oder den Quepen mit den Handflächen massieren.

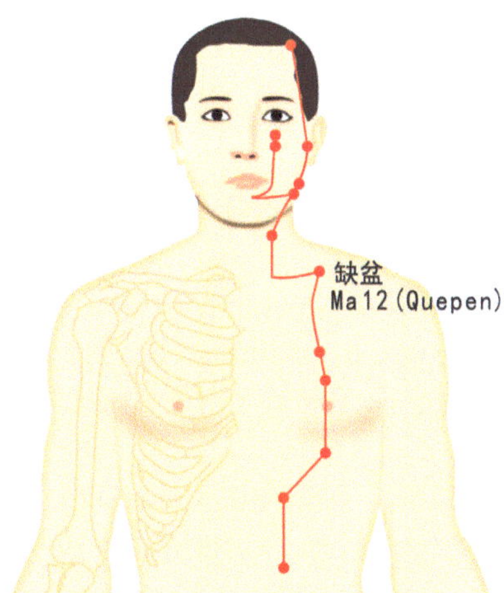

Der Akupunkturpunkt Quepen (Magen 12)

Schnaufen als Indiz fortschreitender Krankheit

Entwickelt sich eine Disharmonie des Lungen-Meridians weiter und erreicht sie die inneren Organe, so neigen die Betroffenen zum Schnaufen. Die Krankheit hat in diesem Fall eine enge Verbindung zum Nieren-Qi. Wie bereits beschrieben, schickt die Lunge Qi hinab zu den Nieren. Die Nieren empfangen das Qi und halten es unten. Sind die Nieren nicht in der Lage, diese Funktionen zu erfüllen, entsteht womöglich eine Stauung im Brustkorb und es treten Unruhe oder Kurzatmigkeit auf. Meist ist dann auch der Herzbereich von der Krankheit betroffen. Ein Mangel des Lungen-Qi kann daher zu einer Verletzung des Herz-Qi führen.

Hitze in der Mitte der Handflächen und häufiges Wasserlassen als Krankheitssymptome

Hitze in der Mitte der Handflächen ist ebenfalls ein Indiz dafür, dass sich durch die Blockade des Lungen-Meridians eine Erkrankung entwickelt hat, die nun bereits die inneren Organe angreift. Derartige Erkrankungen beeinflussen zugleich den Perikard- und den Herz-Meridian.

Ein Ausdruck eines Kälte-Syndroms ist es, wenn man oft zur Toilette geht, dann jedoch nur sehr wenig Wasser lassen kann. In diesen Fällen liegt ein Mangel an Lungen-Qi vor. Bei einem noch weiter geschwächten Lungen-Qi erscheinen Symptome, die jenen von Asthma ähneln und das Atmen fällt schwer. Der Urin ändert möglicherweise seine Farbe.

All die genannten Symptome treten in Erscheinung, wenn ein Qi-Stau im Bereich des Lungen-Meridians vorliegt.

Arme und Finger geben Hinweise auf Blockaden in den Meridianen

Der Lungen-Meridian ist eng mit den Armen verbunden, da ein Teil seines Verlaufes von der Schulter bis zur Daumenspitze führt. Eine Blockade des Lungen-Meridians vermag somit eine Blockade an den Armen hervorzurufen.

Die Lunge steht mit dem Dickdarm in einer Innen-Außen-Beziehung. Es gibt daher auch eine Verbindung des Lungen-Meridians zur Spitze des Zeigefingers, an der der Dickdarm-Meridian seinen Ausgangspunkt hat.

Die zehn Finger sind mit dem Herz verbunden

Die Fingerspitzen spielen eine wichtige Rolle für die Gesundheit, da hier zahlreiche Yin- und Yang-Meridiane zusammentreffen. Nach Ansicht der TCM sind Qi und Blut an diesen Stellen jedoch dünn. Wenn man sich im Alltag an den Fingerspitzen verletzt, tut es sehr weh und man spürt die Schmerzen bis zum Herz. Daher gibt es in China den Lehrsatz: „Die 10 Finger sind mit dem Herz verbunden."

Fließt das Qi in den Fingerspitzen frei, hilft das dabei, gesund zu bleiben. Aus diesem Grund sollte man die Finger oft bewegen. Es gibt dazu eine einfache Übung: Legen Sie die Spitzen der Finger beider Hände aneinander und klopfen Sie mit den Fingerspitzen leicht aneinander. Es ist auch möglich, mit den Fingerspitzen auf eine Tischplatte zu trommeln.

Hinweise zur Gesundheitspflege des Lungen-Meridians

Die Lunge herrscht über das Qi und die Atmung. Durch die Einatmung wird dem Körper frischer Sauerstoff zugeführt. Das Qi aus der Luft, das Himmels-Qi, wird über die Lunge aufgenommen und durch den Lungen-Meridian im Körper verteilt. Bei der Ausatmung wird unreines Qi aus dem Körper ausgeleitet. Wenn die Funktionen der Lunge in Disharmonie sind und bei der Einatmung nicht ausreichend reines Himmels-Qi aufgenommen bzw. bei der Ausatmung nicht genug verbrauchtes Qi ausgeleitet wird, entsteht ein Mangel an nachgeburtlichem Qi. Da die Lunge einen weiteren Anteil an nachgeburtlichem Qi durch Magen und Milz erhält, ist auch die Stabilität der Funktionen dieser beiden Organe für die Gesundheit der Lunge von großer Bedeutung.

Bewegen Sie sich

Die Lunge kontrolliert das Verteilen und Absteigen von Qi und Körperflüssigkeiten. Es ist aus diesem Grund wichtig, nicht zu lange zu sitzen oder zu liegen. Nach Ansicht der TCM entstehen durch zu langes Sitzen oder Liegen Blockaden in den Meridianen und Qi und Blut bewegen sich nicht frei. Man wird dann müde, appetitlos und möglicherweise auch ängstlich. Es ist also von großer Bedeutung, sich ausreichend zu bewegen und den Kreislauf von Qi und Blut zu aktivieren. Diese Empfehlung gilt vor allem für Ältere.

Vermeiden Sie Trockenheit

Zum Schutz der Lunge sollte man eine übertriebene Nutzung von Klimaanlagen vermeiden und auf zu scharfe Gerichte verzichten. Durch zu intensive Schärfe entstehen innere Hitze und schließlich Trockenheit im Körper, was wiederum der Lunge schadet.

Fett, Zucker und spätes Essen – besser nicht!

Heute konsumieren die Menschen oft zu viel Fett und Zucker. Sie essen unregelmäßig und nehmen auch am späten Abend kurz vor dem Schlafengehen noch große Mahlzeiten ein. Dadurch wird ein Qi-Stau in Magen und Milz hervorgerufen. Durch diesen Stau kann das Lungen-Qi nicht gut absinken und die Lunge wird geschädigt. Fazit: Lieber leicht essen und den Organen vor dem Schlafen nicht zu viel Arbeit zumuten.

Befreiendes Lachen

Zur Pflege der Lunge sollte man stets in Harmonie bleiben und oft lächeln oder lachen. Durch das Lachen dehnt sich der Brustbereich aus und man atmet leichter. In der Folge wird der Qi-Fluss im Körper verbessert und damit einhergehend die Funktion der Lunge gestärkt. Es gibt viele Methoden der Lebenspflege, aber zu lächeln ist die (kosten-) günstigste von allen.

Üben Sie sich in Toleranz

Man sollte im Alltag tolerant bleiben und ruhig mit seinen Mitmenschen umgehen. Das ist eine gute Methode, um das Lungen-Qi zu harmonisieren und Sorge, Kummer oder Traurigkeit zu vermeiden. Mit solch einer Einstellung ist man in der Lage, die eigenen Emotionen zu harmonisieren und auch im Alltag die Lunge zu pflegen.

Zusammenfassung zu den Zuordnungen der Lunge

Hauptaufgabe	Geistiger Aspekt	Emotion	Tugend	Laut	Gewebeart
Sitz der Körperseelen (Po), herrscht über Qi und Atmung	Körperseelen (Po)	Traurigkeit	Gerechtigkeit	Weinen	Haut- und Körperbehaarung

Körperöffnung im Gesicht	Element	Jahreszeit	Klimatischer Zustand	Richtung	Grundfarbe
Nase	Metall	Herbst	Trockenheit	Westen	Weiß

Die Leber: Ein General, der die Strategie festlegt

Die Leber hat viele wichtige Funktionen, zu denen das Speichern des Blutes, das Gewährleisten eines reibungslosen Qi-Flusses im Körper und das Beherbergen der Wanderseelen gehören. Das Leber-Blut ist für die Ernährung der Sehnen von großer Bedeutung und somit indirekt für die körperliche Bewegungsfähigkeit. Zudem befeuchtet das Leber-Blut die Augen, worin sich die enge Beziehung zwischen der Leber und den Augen widerspiegelt. Bei Frauen spielt das Leber-Blut darüber hinaus eine große Rolle für die Speicherung des Blutes im Uterus, die wiederum eine regelmäßige Menstruation sicherstellt.

Nach Ansicht der TCM ist die Leber mit einem General vergleichbar. Ein General ist nicht vorrangig für den Kampf verantwortlich. Vielmehr besteht seine eigentliche Aufgabe darin, zu planen und Strategien auszuarbeiten. Bildlich ausgedrückt ist die Leber für die allgemeine Planung der Körperfunktionen zuständig, indem sie einen reibungslosen und in die richtigen Richtungen verlaufenden Qi-Fluss gewährleistet. Auf der psychisch-spirituellen Ebene nimmt die Leber Einfluss auf die Fähigkeit zu planen und dem Leben eine Richtung zu geben. Diese Eigenschaften werden in erster Linie von den Wanderseelen bestimmt.

Intelligenz und die Entfaltung der menschlichen Potenziale sind abhängig vom Leber-Blut und vom Leber-Qi. Wenn beide stark sind, ist man in der Lage, gut zu planen, behält die Richtung zu seinem Ziel bei und ist dennoch flexibel. Liegt ein Mangel an Leber-Blut und Leber-Qi vor, wird man schnell wütend und unruhig. Ein zielgerichtetes Denken und Planen ist dann nur eingeschränkt möglich.

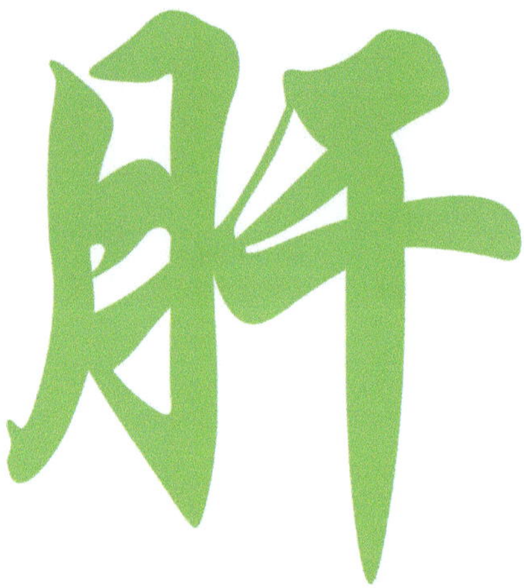

Das chinesische Schriftzeichen für „Leber"

Die Leber speichert das Blut – warum das Schließen der Augen so gut tut

Nach Ansicht der TCM speichert die Leber das Blut. Sie ist zudem zuständig für die Regulation des Blutvolumens. Ist man aktiv, fließt das Blut zu den Muskeln, Sehnen und Leitbahnen und wenn man sich ausruht, fließt das Blut zurück zur Leber.

Die Leber, die mit einem Ventil verglichen werden kann, öffnet sich über die Augen. Legt man sich mit geschlossenen Augen zum Ausruhen nieder, ist das Ventil zur Außenwelt hin geschlossen. Das Blut fließt dann zurück zur Leber. Wenn man darüber hinaus tief und entspannt schläft, vermag sich die Leber gut zu erholen. Die Vitalität wird so wiederhergestellt und nach dem Aufstehen können die Muskeln und Sehnen optimal versorgt werden.

Im Berufsleben und auch in der Freizeit verbringt man oft lange Zeit sitzend vor dem Computer. Das verbraucht viel Qi und Leber-Blut und schadet der Gesundheit. Wenn man am Computer arbeitet oder die Augen auf andere Weise konzentriert nutzt, sollte man daher von Zeit zu Zeit eine Pause machen und die Augen schließen, um dem Körper Ruhe zu gönnen.

Abhängig vom Beruf müssen manche Beschäftigte in der Nacht arbeiten. Andere haben vielleicht Prüfungen vor sich und lernen bis tief in die Nacht hinein. Beides ist ungesund, da der Leber-Meridian zwischen 1:00 und 3:00 Uhr aktiv ist. Wenn man in dieser Zeit häufig wach ist, steht nicht genug Leber-Blut zur Verfügung. In der Folge wird man weder effektiv arbeiten noch wirklich gut lernen.

Die Leber beherbergt die Wanderseelen (Hun)

Die Leber beherbergt die Wanderseelen, die im Vergleich zu den Körperseelen dem Yang zugeordnet sind. Sie leben nach dem Tod des Körpers weiter und kehren dann in die Welt der feinen und nicht-stofflichen Energie zurück. Die Wanderseelen sind dafür zuständig, Lebensträume, Visionen, Ziele, Ideen für Projekte, Inspiration, Kreativität und Ideen zu schenken. Sie werden daher in der chinesischen Heilkunst auch als „Das Kommen und Gehen des Geistes“ beschrieben.

Eine weitere Aufgabe der Wanderseelen besteht darin, den Menschen dabei zu unterstützen, sein Leben zu planen und ihm eine Richtung zu geben. Richtungslosigkeit und geistige Verwirrtheit im Leben lassen sich bildhaft mit dem einsamen Umherschweifen der Wanderseelen in Raum und Zeit vergleichen. Ist die Leber stark, sind auch die Wanderseelen stark. Sie können dann gut bei der Lebensgestaltung helfen. Bei einem Mangel an Leber-Blut und Leber-Qi fehlt es den Wanderseelen hingegen an Kraft und sie sind nicht in der Lage, dem Menschen eine Richtung für sein Leben zu geben. Sind das Leber-Blut und das Leber-Qi sehr schwach, verlassen die Wanderseelen im Schlaf oder kurz davor möglicherweise sogar den Körper.

Die Verbindung der Leber mit den Emotionen

Die Leber ist mit der Emotion Zorn bzw. Wut verbunden. Der Begriff Wut ist hier weit gefasst zu verstehen und bezieht unter anderem Frustration, Groll und unterdrückten Ärger mit ein.

Zorn und Wut können eine Blockade des Leber-Qi hervorrufen, was besonders dann gilt, wenn diese Emotionen unterdrückt werden. Herausgelassener Ärger resultiert häufig aus aufsteigendem Leber-Feuer. Das Organ Leber und die Emotion Wut sind eng miteinander verbunden und beeinflussen einander: So kann ein gesundheitliches Problem der Leber zu Wutanfällen führen und umgekehrt ist ein Zustand der Wut schädlich für die Leber.

Die Tugend-Energie der Leber

Die Tugend-Energie der Leber ist das Mitgefühl und mit ihm einhergehend die Menschlichkeit.

Ist die Tugend-Energie der Leber stark ausgeprägt, zeigt sich das auch in Sanftheit und gütiger Liebe. Damit einhergehende Eigenschaften sind Toleranz, Nachsicht, Ehrlichkeit und Bescheidenheit. Jemand mit einem stark ausgeprägten Mitgefühl ist meist erfolgreich und seine Gedanken sind stets mit Moral verbunden.

Bei einer schwach ausgeprägten Tugend-Energie der Leber sind die Betroffenen oft unbescheiden und neigen zur Wut. In der Folge sind sie in vielen Bereichen des Lebens nur wenig erfolgreich.

Die Verbindung der Leber mit Träumen

Ein übermäßig starkes Leber-Qi ruft Träume von Wut hervor. Wie bereits beschrieben, ist die Leber mit den drei Wanderseelen verbunden und ihr sind die Emotion Wut sowie der Laut Schreien zugeordnet. Sie ist zudem verantwortlich für den reibungsfreien Fluss des Qi. Ist das Leber-Qi zu stark, fließt das Qi nicht harmonisch. Daher tritt in den Träumen Wut auf.

Ein Mangel an Leber-Qi ruft Träume hervor, die von Pflanzen, Pilzen, Blumen oder Wäldern im Gebirge handeln. Besonders im Frühling können zudem Träume auftreten, in denen man unter einem Baum liegt und nicht in der Lage ist aufzustehen.

Häufige Erkrankungen durch Blockaden des Leber-Meridians

Der Leber-Meridian führt, vom großen Zeh ausgehend, entlang der Innenseite des Beines über den Bauch und die Flanke bis unter die Brust. Auf ihm liegen pro Körperseite 14 Akupunkturpunkte.

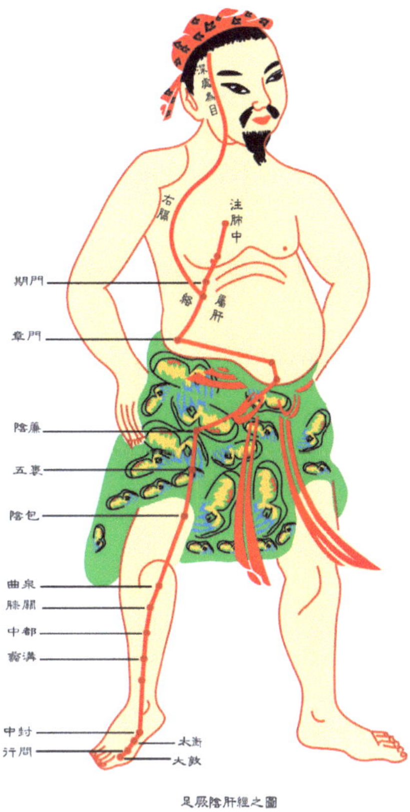

Historische Darstellung des Leber-Meridians

Blockaden des Leber-Meridians äußern sich durch verschiedene Krankheitssymptome, von denen die häufigsten nachfolgend beschrieben sind:

<u>Kopfschmerzen</u>

Beim Auftreten von Kopfschmerzen wird unterschieden, ob sie im vorderen, hinteren, seitlichen oder mittleren Teil des Kopfes oder in Form von Migräne auftreten. Nach Ansicht der TCM sind Kopfschmerzen eine komplexe Erkrankung, die verschiedene Ursachen haben kann.

Kopfschmerzen an der Vorderseite des Kopfes haben ihre Ursache häufig in gesundheitlichen Problemen von Magen und Milz. Dazu zählen unter anderem Übelkeit sowie Magenprobleme, die durch emotionelle Disharmonien, zu starkes Nachdenken oder übertriebenes Grübeln hervorgerufen werden. Ein weiterer Faktor ist mangelnde Bewegung. Bewegt man sich sehr wenig, so entsteht viel Feuchtigkeits-Qi im Körper, was wiederum Magen und Milz negativ beeinflusst.

Kopfschmerzen an der Seite des Kopfes entstehen oft durch gesundheitliche Probleme von Leber und Gallenblase. Kopfschmerzen am Hinterkopf können bei Blockaden des Blasen-Meridians auftreten.

Kopfschmerzen in der Kopfmitte werden häufig durch Blockaden im Leber-Meridian hervorgerufen. Bei allen Arten von Kopfschmerzen, die im Bereich der Kopfmitte auftreten, ist eine Behandlung schwierig. In der Regel liegt diesen Schmerzen ein Mangel an Leber-Blut zugrunde. Eine weitere mögliche Ursache ist, dass man in jüngeren Lebensjahren ein sehr ausschweifendes Sexualleben geführt hat.

Farbloses Gesicht, glanzloser Teint

Das Gesicht eines Gesunden hat eine normale Farbe, die Glanz und Feuchtigkeit hat und leicht verschleiert wirkt. Ist das Gesicht jedoch grau und ohne Glanz, so als wäre es von Staub bedeckt und sind im Gesicht keine Emotionen erkennbar, deutet das auf einen Mangel an Leber-Blut hin.

Schwache Sehfähigkeit

Die Leber öffnet sich über die Augen und das Leber-Blut befeuchtet die Augen. Wenn das Leber-Blut stark ist, sind die Augen stets ausreichend befeuchtet und man verfügt über eine gute Sehkraft. Bei einem Mangel an Leber-Blut sind die Augen hingegen trocken und man sieht unscharf.

Trockener Mund und bitterer Geschmack

Bei einem zu starken Leber-Qi kann die zusammenziehende Eigenschaft „sauer“ der Leber nicht mehr kontrolliert werden. Macht sich in der Folge ein bitterer Geschmack im Mund bemerkbar, ist dies ein Zeichen von pathologischen Veränderungen.

Hat man morgens einen trockenen Mund mit einem bitteren Geschmack, ist das ebenfalls ein Indiz für eine krankhafte Entwicklung. Da Leber und Gallenblase in einer Innen-Außen-Beziehung stehen, beeinflussen gesundheitliche Probleme der Leber auch die Gallenblase negativ. Daraus resultiert der bittere Geschmack im Mund.

Halsschmerzen

Starke Blockaden des Leber-Meridians äußern sich in Halsschmerzen. Der Hals ist eine wichtige Stelle des Körpers, da alle Meridiane, die zum Kopf führen, durch ihn hindurchlaufen. Auch der Leber-Meridian nimmt in einem Zweig seinen Verlauf durch den Hals. Halsschmerzen oder Halserkrankungen werden daher in der TCM nicht als einfache, sondern als komplizierte Krankheiten angesehen. Sowohl bei Erwachsenen als auch bei Kindern liegt eine mögliche Ursache für Halsbeschwerden darin, dass sie übertrieben viel denken.

Unwohlsein im Brustkorb

Menschen haben oft viele Wünsche und leiden unter Stress. Wenn der Stress zu groß wird, führt das zu einer Blockade des Shanzhong-Punktes (Ren Mai 17) und es tritt leicht ein Unwohlsein im Brustkorb auf. Zur Überwindung des Unwohlseins ist die folgende Übung hilfreich: Man legt die Daumenkuppen auf den Shanzhong und streicht von dort aus langsam mit sanftem Druck nach unten.

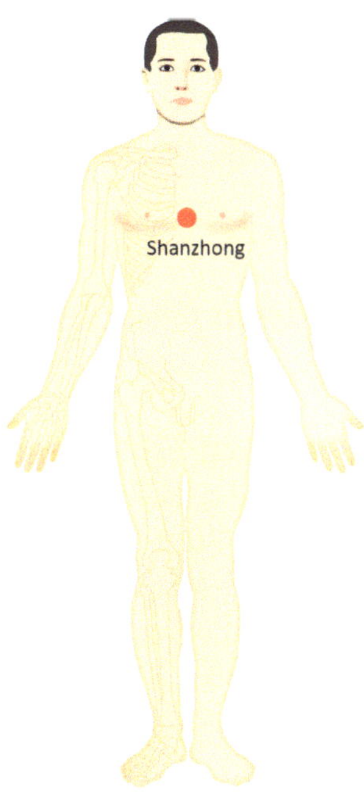

Der Akupunkturpunkt Shanzhong (Ren Mai 17)

Häufiges Aufstoßen

Wenn man oft aufstoßen muss, ist das ein Zeichen dafür, dass Qi nach oben steigt. Hier hilft eine einfache kreisförmige Bauchmassage, die das Qi wieder sinken lässt.

Schmerzen im Rippenbereich

Der Leber-Meridian verläuft durch den Bauch. Daher treten Schmerzen, die auf eine Blockade dieses Meridians zurückzuführen sind, häufig im Bereich der Rippen oder des Unterbauches auf. Jemand, der unter derartigen Symptomen leidet, wird leicht wütend. Verursacht werden diese Symptome durch ein sogenanntes Fülle-Syndrom des Leber-Meridians. Um Abhilfe zu schaffen, ist es gut, aufkommende Wut schon frühzeitig zu erkennen, sie rechtzeitig umzuwandeln und mehr Harmonie in das Leben zu bringen. Hilfreich sind zudem Massagen an den Körperseiten unterhalb der Achseln sowie entlang des unteren Rückens. Eine weitere gute Methode besteht darin, die Hände oft zwischendurch über den Kopf zu heben. Grundsätzlich ist auch eine Behandlung mit (chinesischen) Heilkräutern möglich. Um die richtige Wahl und Dosierung zu treffen, benötigt man jedoch die Unterstützung eines guten TCM-Arztes oder -Therapeuten. Weit einfacher ist das Erlernen und die eigenständige Durchführung von Qigong-Meditationen.

Rückenschmerzen

Manche Menschen leiden unter Rückenschmerzen, und es ist für sie sehr unangenehm, den Rücken zu beugen. Bei derartigen Problemen hilft eine Massage des Akupunkturpunktes Taichong (Leber 3) die Schmerzen zu lindern. Der Taichong ist ein wichtiger Punkt auf dem Leber-Meridian. Er befindet sich auf der Oberseite des Fußes zwischen dem großen Zeh und dem zweiten Zeh.

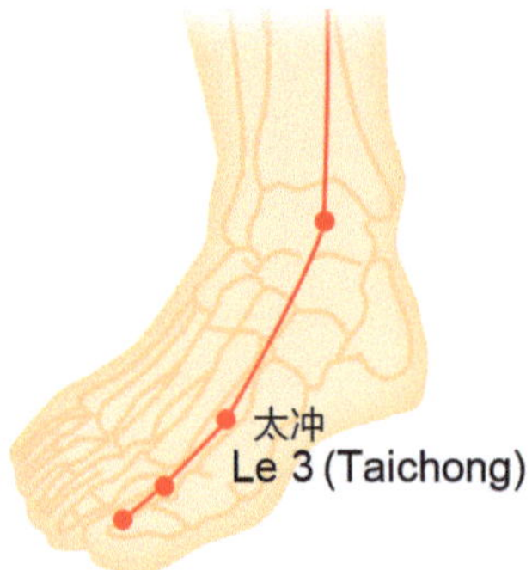

Der Akupunkturpunkt Taichong (Leber 3)

Das Drücken des Akupunkturpunktes ist mitunter sehr schmerzhaft – insbesondere, wenn man wütend ist. Massiert man den Punkt, bis keine Schmerzen mehr auftreten, ist der Leber-Meridian von Blockaden befreit.

Probleme im Bereich des Fortpflanzungssystems

Der Leber-Meridian verläuft bei Männern und Frauen durch die Geschlechtsorgane. Daher haben Probleme im Bereich des Fortpflanzungssystems häufig einen Bezug zu Blockaden des Leber-Meridians. Ein Beispiel dafür ist Impotenz. Die Leber kontrolliert die Sehnen und bei Impotenz liegt aus Sicht der TCM ein Problem mit einer Sehne vor. Bei der Behandlung von Impotenz gibt es in der chinesischen Heilkunst ein wichtiges Prinzip: Man sorgt dafür, dass in den Meridianen bestehende Blockaden gelöst werden, wobei besonderes Augenmerk auf den Nieren-Meridian gelegt wird. Die Nieren entsprechen dem Element Wasser, die Leber dem Element Holz. Da nach der Lehre von den fünf Wandlungsphasen das Wasser das Holz ernährt, ernähren die

Nieren die Leber. Wird also zu viel Nieren-Qi verbraucht, wirkt sich das negativ auf das Leber-Qi aus. Wird das Nieren-Qi hingegen gestärkt, erfolgt darüber zugleich eine positive Beeinflussung des Leber-Qi.

Beim Vorliegen einer Lebererkrankung ist oft nicht nur die Leber betroffen, sondern auch die Nieren. Umgekehrt gilt das Gleiche: Bei einem gesundheitlichen Problem der Nieren nimmt möglicherweise zusätzlich die Leber Schaden. Der „Klassiker des Gelben Kaisers zur inneren Medizin" weist dazu auf Folgendes hin: „Wenn man alle Dinge genau und von verschiedenen Standpunkten aus betrachtet, wird man Ursache und Wirkung in allem Geschehen finden können."

Eingeschränkte Bewegungsfähigkeit

Das Leber-Blut befeuchtet und nährt die Sehnen. Die Sehnen wiederum sind wichtig für das Ausführen körperlicher Bewegungen. Der Zustand der Sehnen (einschließlich der Bänder und Knorpel) beeinflusst somit die Bewegungsfähigkeit und die körperliche Aktivität. Wenn das Leber-Blut stark ist, hat man einen sicheren Halt auf den Füßen und ist in der Lage, mit den Händen gut zuzugreifen. Die Gelenke sind beweglich und die Muskelaktivität geschmeidig. Wenn ein kleines Kind essen möchte, greift es zunächst mit den Händen nach der Nahrung und führt sie damit zum Mund. Erst später ist es fähig, zielgerichtet Besteck zu verwenden. Diese Entwicklung zeigt an, dass das Leber-Qi zugenommen hat und das Leber-Blut stärker geworden ist.

Nehmen das Leber-Qi und das Leber-Blut ab und weisen dadurch einen Mangel auf, werden die Sehnen nicht mehr ausreichend befeuchtet. Die Fähigkeit zur Bewegung wird eingeschränkt, die Sehnen verkrampfen und es kommt zu Taubheitsgefühlen und Kribbeln. Gelegentlich lassen sich Menschen beobachten, die mit dem Kopf oder den Händen zittern. Hier liegen oft Erkrankungen vor, die ihre Ursache in einer Blockade des Leber-Meridians haben.

Eine Stagnation des Leber-Blutes führt zu Blockaden des Qi-Flusses in den Meridianen

Wenn man kurz nach dem Erwachen ohne ausreichenden Schutz ins Freie geht und sich dabei womöglich noch Wind aussetzt, können in der Folge ein Kältegefühl, Gelenkschmerzen oder Verspannungen der Muskulatur in verschiedenen Körperbereichen auftreten. Das sind Symptome einer Blockade des Qi, die durch eine Stagnation des Leber-Blutes im Körper verursacht werden. Direkt nach dem Aufwachen sind Qi und Blut noch nicht wieder gleichmäßig im Körper verteilt. Es kommt so leicht zu Stagnationen zwischen der Haut und der Muskulatur und auch der freie Fluss des Qi in den Meridianen ist möglicherweise durch Blockaden gestört. Dies ist die Erklärung dafür, dass besonders die Füße schnell kalt werden, wenn man direkt nach dem Schlaf zu wenig geschützt nach draußen geht.

Hinweise zur Gesundheitspflege der Leber

Die Leber erfüllt im menschlichen Körper viele Funktionen. Die Wichtigste davon ist, das Qi reibungslos in den Meridianen fließen zu lassen. Diese Funktion aufrecht zu erhalten, ist von großer Bedeutung für die Gesundheit. Um die Leber zu pflegen und den ungehinderten Fluss des Qi in den Meridianen zu gewährleisten, sollte man im Alltag einige einfache Regeln beachten:

Essen Sie regelmäßig und leicht

Zur Pflege der Gesundheit sollte man regelmäßig drei Mahlzeiten am Tag zu sich nehmen. Die Nahrungsmittel sollten leicht verdaulich sein und nicht zu viel Fett enthalten, um die Leber nicht zu belasten.

Naschen? Nein, danke!

Verzichten Sie zwischen den Mahlzeiten auf zu viele ungesunde Dinge wie Schokolade, Süßigkeiten oder Kuchen. Derartige Speisen schmecken zwar gut, enthalten jedoch viel Zucker und Fett. Sie schaden dem Magen und der Milz und machen appetitlos. Darüber hinaus haben Schokolade und Co. einen negativen Einfluss auf die Entstehung und die Umwandlung von Qi und Blut, wodurch auch die Leber Schaden nimmt. Vertrauen Sie darauf: Der Verzicht ist eine reine Gewöhnungssache.

Trockenes Essen – innere Hitze

Durch den häufigen Verzehr von trockenen Produkten wie Kekse wird viel Jin-Flüssigkeit verbraucht. Dadurch wiederum entsteht innere Hitze. In der Folge kann sich ein zu starkes Leber-Feuer entwickeln, das zu einem trockenen Mund, entzündeten Augen und einem geschwollenen Hals führt und der Leber schadet.

Besser ist es, täglich frisches Obst und Gemüse zu sich zu nehmen. Hierdurch wird die Leber gepflegt und der Gesundheit ein guter Dienst erwiesen.

Leben Sie rauchfrei

Es ist schon fast eine Binsenweisheit, dass Rauchen der Gesundheit schadet. Auch die TCM sieht hierin große Gefahren. Beispielsweise stört regelmäßiges Rauchen das Gleichgewicht des Körpers, wodurch verschiedene Krankheiten entstehen können. Beim Rauchen nimmt der Körper Kohlenmonoxid auf. Der Leber steht dadurch weniger Sauerstoff zur Verfügung, was ihr über längere Zeit hinweg schadet.

Ein Gläschen in Ehren - aber bitte nur eins

Ein häufiger oder übermäßiger Genuss von Alkohol schadet der Leber. Folgen eines anhaltenden Alkoholkonsums sind unter anderem Schmerzen im Leberbereich, Müdigkeit oder Verdauungsprobleme. Auch die Folgen eines exzessiven Trinkens beschränken sich nicht immer nur auf Kopfschmerzen. Verzichten Sie daher auf das häufige und übermäßige Konsumieren von Alkohol.

Vermeiden Sie Übermüdung und leben Sie in Balance

In der heutigen Zeit treten vermehrt Lebererkrankungen auf. Das hängt mit einer oft sehr fordernden Lebensweise zusammen, die schließlich in einer dauerhaften körperlichen oder geistigen Übermüdung mündet. Übermüdung entsteht zudem durch ein übertriebenes Ausleben der Sexualität. In Folge der Übermüdung wird das Immunsystem schwach und der biologische Rhythmus gerät aus dem Gleichgewicht. Hieraus entstehen leicht Lebererkrankungen. Man sollte daher das Verhältnis von Arbeit und Pausen harmonisieren, sich nicht überanstrengen und stets genug Aufmerksamkeit auf die Pflege der Leber legen.

Nach Ansicht der TCM sind Pausen für die Leber besonders wichtig. Ruht man sich aus, kehrt das Blut zur Leber zurück und wenn man aktiv und in Bewegung ist, fließt das Blut in die Leitbahnen hinein. Nur wenn ausreichend Pausen gemacht werden, vermag die Leber das Blut gut zu speichern.

Pflegen Sie Herz und Leber, damit das Qi frei fließen kann

Die geistigen Aktivitäten werden hauptsächlich durch den Haupt-Geist (Shen) kontrolliert. Dieser hat eine enge Verbindung zur Leber, die für den reibungslosen Fluss des Qi zuständig und dadurch von großer Bedeutung für einen ausgeglichenen emotionellen Zustand ist. Kurz gesagt: Leber und Herz sind miteinander verbunden. Ist der Geist glücklich und froh, wird der Herz-Meridian harmonisiert und der Qi-Fluss erfolgt reibungslos im ganzen Körper. Wenn das Leber-Qi in Harmonie ist, wird auch der Herz-Geist ruhig. Aus diesen Gründen ist es so wichtig, die Leber zu pflegen.

Zusammenfassung zu den Zuordnungen der Leber

Hauptaufgabe	Geistiger Aspekt	Emotion	Tugend	Laut	Gewebeart
Speichert das Blut, gewährleistet reibungslosen Qi-Fluss	Drei Wanderseelen (Hun)	Wut	Mitgefühl	Rufen, Schreien, Wehklagen	Schncn

Körperöffnung im Gesicht	Element	Jahreszeit	Klimatischer Zustand	Richtung	Grundfarbe
Augen	Holz	Frühling	Wind	Osten	Bläulich-Grün

Die Milz: Der Beamte, der die zentrale Verwaltung und den Kaiser berät

Nach Ansicht der TCM besteht die Hauptaufgabe der Milz darin, den Magen bei der Verdauung zu unterstützen. Sie ist in diesem Zusammenhang für die Umwandlung und den Transport der Nahrungsessenzen zuständig. Die Milz absorbiert Nährstoffe und sorgt für die Trennung von brauchbaren und unbrauchbaren Anteilen. Zudem extrahiert sie das Nahrungs-Qi aus den aufgenommenen

Lebensmitteln. Dieses Qi ist die essenzielle Grundlage für die Bildung von Qi und Blut. Der Milz kommt somit eine entscheidende Rolle bei der Qi-Bildung im Körper zu. Eine weitere wichtige Funktion der Milz besteht darin, das Aufsteigen des Qi sowie das Blut zu kontrollieren.

Die Milz gilt in der TCM als das wichtigste Organ im Verdauungsprozess. Sie wird daher (gemeinsam mit dem Magen) auch als Beamter des Kornspeichers bezeichnet, von dem die fünf Geschmacksrichtungen stammen.

Das chinesische Schriftzeichen für „Milz“

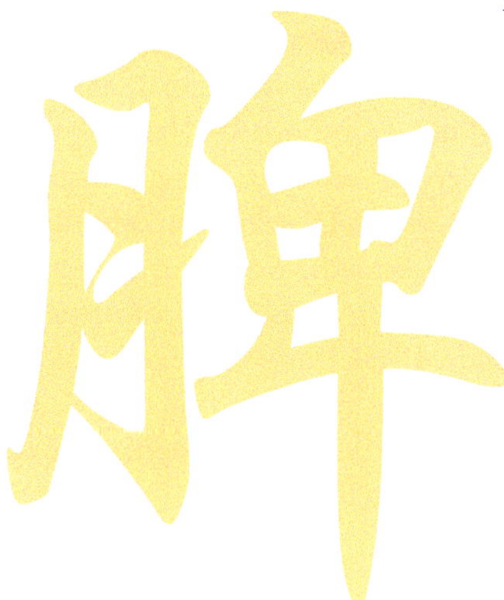

Die Milz kann Herz und Lunge auf Disharmonien überprüfen

Die Milz übernimmt in der Familie der Zang-Organe die Aufgaben eines fleißigen Bediensteten. Er eilt zur Hilfe, wenn es Probleme gibt und leitet erforderliche Informationen zuverlässig an die richtigen Stellen. Wenn dieser Bedienstete einmal erkrankt, wird die ganze Familie in Mitleidenschaft gezogen. Schon im „Klassiker des Gelben Kaisers zur Inneren Medizin“ wird daher die Wichtigkeit der Milz betont.

Die Milz ist in der Lage zu erkennen, wo Probleme im Körper bestehen und sie vermag bei der Lösung zu helfen. Die Milz befindet sich im Zentrum und das ihr zugeordnete Element ist die Erde. Sie arbeitet hauptsächlich für das Herz und die Lunge. Ihre Rolle im Körper ist mit der eines Beamten vergleichbar, der beratend für die zentrale Verwaltung und den Kaiser tätig ist. In moderne Zeiten übertragen entspricht sie am ehesten der eines Verwaltungsamtsleiters oder eines Staatssekretärs.

Er prüft, wo Probleme vorliegen, sammelt Informationen und gibt diese an die Verwaltung und die Regierung weiter.

Die Milz kontrolliert die Muskeln und Extremitäten

Wie bereits beschrieben, besteht eine wichtige Aufgabe der Milz darin, aus den aufgenommenen Lebensmitteln das Nahrungs-Qi zu extrahieren. Die Milz transportiert dieses verfeinerte Qi durch den ganzen Körper, um alles Gewebe damit zu ernähren. Ist die Milz stark, erfolgt der Transport des Nahrungs-Qi problemlos und alle Muskeln des Körpers werden gut versorgt. Das gilt insbesondere für die Muskulatur der Extremitäten. Ist das Milz-Qi schwach, kann der Transport nicht gut vollzogen werden und die Muskulatur wird nur unzureichend mit Nahrungs-Qi versorgt. Die Muskeln sind dann kraftlos, verkümmern möglicherweise und die Betroffenen sind oft müde. Diese Symptome treten auch auf, wenn eine Erkrankung der Milz vorliegt. Typische Beispiele sind aus Sicht der TCM Symptome von Muskelschwäche, wie sie bei der amyotrophen Lateralsklerose (ALS) und bei Multipler Sklerose (MS) auftreten.

Die Milz kontrolliert das Blut

Eine weitere Aufgabe der Milz ist die Kontrolle des Blutes. Die Milz ist zum einen für die Bildung von Blut wichtig, zum anderen sorgt sie dafür, dass das Blut in den Gefäßen verbleibt. Ist das Milz-Qi stark, fließt das Blut normal und tritt nicht aus den Gefäßen aus. Wenn das Milz-Qi jedoch schwach ist und nicht richtig aufsteigt, kommt es vor, dass Blut die Gefäße verlässt und in der Folge Hämorrhagien (Blutungen) verursacht.

Ist die Milz gesund, verläuft die Menstruation bei Frauen normal und das Blut fließt nach unten ab. Wenn die Milz geschwächt ist, kann das Blut nicht mehr richtig kontrolliert werden und es ist möglich, dass Nasenbluten auftritt. Wenn eine Frau Probleme mit der Menstruation hat oder die Menstruation ausbleibt, wird ein TCM-Arzt oder -Therapeut daher zunächst fragen, ob sie häufiger unter Nasenbluten leidet. Man spricht dann von „umgekehrter Menstruation“. Bildlich ausgedrückt ist nun der Beamte, der für die Kontrolle der Verwaltung und das

Finden von Lösungen zuständig ist, schwach und verwirrt, so dass er keine guten Ratschläge zu geben vermag.

Die Milz ist der Sitz des Intellektes (Yi)

Der Intellekt sorgt dafür, dass wir in der Lage sind, zu denken, zu lernen, uns Dinge zu merken, konzentriert zu sein und Ideen zu entwickeln. Der Intellekt basiert auf dem nachgeburtlichen Qi und dem Blut.

Wenn die Milz sehr stark ist, ist man in der Lage, weite, große und tiefgründige Gedanken zu entwickeln. Das Denken ist klar, man kann leicht kommunizieren, sich gut konzentrieren und hat viele Ideen. Charakteristisch sind darüber hinaus Flexibilität und ein gutes Reaktionsvermögen. Bei einer schwachen Milz ist der Intellekt hingegen schwerfällig. Man denkt langsam, hat ein schlechtes Gedächtnis und es ist schwierig, sich zu konzentrieren und etwas zu lernen.

Doch nicht nur die Milz beeinflusst den Intellekt, sondern auch umgekehrt gilt: Dauerhafte übermäßige geistige Anstrengungen, übertriebenes Lernen und eine hohe Konzentration über einen längeren Zeitraum hinweg können die Milz schwächen.

Die Verbindung der Milz mit den Emotionen

Die Milz ist mit dem Grübeln verbunden. Grübeln ist tendenziell der Sorge ähnlich. Wer grübelt, denkt fortwährend über ein bestimmtes Thema, besondere Ereignisse oder über seine menschlichen Beziehungen nach. Ist die Milz stark, ist das Denken klar und man neigt nicht zum Grübeln. Bei einer schwachen Milz tritt das Grübeln hingegen leicht auf. Grübeln schadet der Milz und führt darüber hinaus zu Blockaden des Magens. Als mögliche Folgen können eine schlechte Verdauung und Blähungen auftreten.

Die Tugend-Energie der Milz

Die der Milz zugeordnete Tugend-Energie ist das Vertrauen. Bei einer stark ausgeprägten Tugend-Energie der Milz ist man in der Regel vertrauensvoll, ehrlich und treu. Man handelt überlegt und hält meist an seinen Entscheidungen fest. So aufgestellte Menschen gewinnen leicht das Vertrauen anderer und ihnen werden viele Wünsche erfüllt.

Ist die Tugend-Energie der Milz schwach ausgeprägt, entsteht eine Neigung zum Grübeln und es kommen schnell Zweifel auf. Oft werden dann keine klugen Entscheidungen getroffen und anderen die Schuld zugewiesen. Allgemein ist man wenig belastbar und leidet schnell.

Die Verbindung der Milz mit Träumen

Ein übermäßig starkes Milz-Qi führt zu Träumen, in denen man singt oder einen schweren Körper hat.

Liegt ein Mangel an Milz-Qi vor, träumt man häufig von Hunger oder von Bergschluchten und Sümpfen. Vor allem im Spätsommer sind Träume möglich, in denen man ein Haus baut.

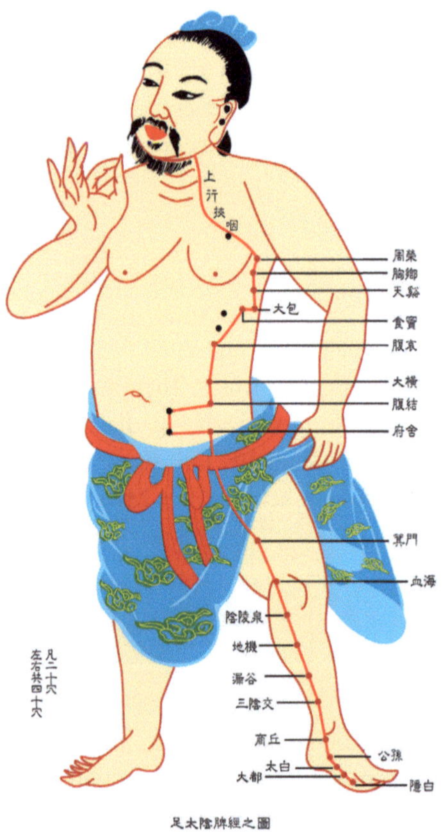

Historische Darstellung des Milz-Meridians

Erkrankungen durch Blockaden des Milz-Meridians

Der Milz-Meridian führt vom großen Zeh über die Innenseite des Beines bis hinauf zum seitlichen Brustkorb, von wo aus ein Zweig weiter hinauf bis zur Zungenwurzel reicht. Auf ihm liegen pro Körperseite 21 Akupunkturpunkte.

Blockaden des Milz-Meridians äußern sich durch verschiedene Krankheitssymptome, von denen einige nachfolgend beschrieben werden:

Eine harte Zunge

Ist die Zunge hart und nicht mehr flexibel, sollte man den Gesundheitszustand der Milz überprüfen lassen. Dieser Zusammenhang ergibt sich aus dem Verlauf des Milz-Meridians, der an der Zunge endet.

Die Form der Lippen gibt Auskunft über den Zustand der Milz

Die Milz kontrolliert die Muskeln, öffnet sich über den Mund und manifestiert sich in den Lippen. Ist das Milz-Qi stark, sind die Lippen voll und rosig. Sind die Lippen hingegen dünn und zeigen sich auf ihnen pathologische Veränderungen, deutet das auf ein schwaches Milz-Qi bzw. eine Erkrankung der Milz hin.

Übergeben nach dem Essen

Wenn man etwas isst und sich anschließend sofort übergeben muss, ist das ein Zeichen dafür, dass die Umwandlungsfähigkeit der Milz schwach ist.

Magenschmerzen, Völlegefühl im Bauch und Aufstoßen

Magenschmerzen, ein Völlegefühl im Bauch und Aufstoßen weisen auf eine Disharmonie der Milz hin. Im „Klassiker des Gelben Kaisers zur Inneren Medizin" heißt es sinngemäß: „Bei einem Völlegefühl im Bauch und gleichzeitigem Aufstoßen liegt ein Stau vor." Kann man beim Auftreten eines Völlegefühls aufstoßen, fühlt man sich danach meist erleichtert. Das Aufstoßen ist eine Schutzreaktion des Körpers – genau wie das Schwitzen, das Ausleiten von Urin und Stuhl oder das Schließen der Augen bei Müdigkeit. Der Körper reagiert damit eigenständig auf ganz natürliche Weise und hält so die Gesundheit aufrecht.

Zu viel Feuchtigkeit im Körper und Übergewicht

Viel Feuchtigkeit im Körper (in der TCM als Feuchtigkeits-Qi bezeichnet) deutet darauf hin, dass die Milz schwach ist. So kann durch eine Blockade der Milz Übergewicht hervorgerufen werden. Um das Übergewicht abzubauen, sollte man die Ernährungsgewohnheiten überprüfen und auf mehr Bewegung achten. Durch die Bewegung wird die Feuchtigkeit im Körper umgewandelt und ausgeleitet. Auf diese Weise wird die Milz bei den Aufgaben der Umwandlung und des Transports unterstützt.

Schmerzen im Bereich der Zungenwurzel

Die Verschlimmerung einer Milz-Erkrankung macht sich gelegentlich durch Schmerzen im Bereich der Zungenwurzel bemerkbar. In diesem Bereich endet der Milz-Meridian.

Schweregefühl im Körper und Appetitlosigkeit

Bei einer weiteren Verschlechterung einer Milz-Erkrankung fühlt sich der Körper oft schwer an. Man möchte sich nicht bewegen und hat keinen Appetit. Außerdem treten häufig Schmerzen im Magenbereich auf.

Durchfall

Bei stärkeren Milz-Erkrankungen tritt nicht selten wiederholter Durchfall auf. Es ist zudem möglich, dass der Stuhl klebrig ist. Klebrig ist hier im direkten Sinn gemeint: Der Stuhl bleibt auch nach dem Spülen an der Toilette haften. Die Ursache für diese Symptome ist ein Übermaß an Feuchtigkeit in der Milz.

Unwillen, sich hinzulegen

Bei einer Blockade des Milz-Meridians wird es mitunter als unangenehm empfunden, sich hinzulegen. Will man nach dem Liegen wieder aufstehen, machen sich oft ein Taubheitsgefühl sowie Schwellungen und Schmerzen in den Knien und Oberschenkeln bemerkbar.

Hinweise zur Gesundheitspflege der Milz

Die Milz ist nach Ansicht der TCM von großer Bedeutung für die Gesundheit. Blockaden oder Verletzungen der Milz schwächen das Immunsystem des Körpers. Die folgenden Ratschläge dienen dazu, die Milz zu pflegen und damit den Körper vor Krankheiten zu schützen.

Bewegung hilft, die Muskeln und das Gewebe gesund zu erhalten

Die Milz kontrolliert die Muskeln und schafft die Grundlage für die Entstehung von Qi und Blut, die wiederum alles Gewebe und die Muskeln ernähren. Ist die

Milz stark und sind reichlich Qi und Blut vorhanden, sind auch die Muskeln stark. Verbringt man im Alltag viel Zeit im Sitzen, wird dadurch die Milz geschwächt. Das hat zur Folge, dass auch die Muskeln schwächer werden und Müdigkeit auftritt. Je weniger Bewegung der Mensch hat, umso größer wird diese Müdigkeit. Man sollte daher zu langes Sitzen vermeiden und sich ausreichend bewegen.

Schützen Sie sich vor Feuchtigkeit

Gemäß der TCM ist eine Eigenschaft der Milz, Trockenheit zu bevorzugen. Die Milz ist dem Element Erde zugeordnet und sie benötigt warmes Yang-Qi. Zur Pflege der Milz gilt es, feuchte und nasse Orte zu meiden, im Regen stets einen Regenschutz zu verwenden und nicht zu oft in kaltes Wasser zu gehen. Auch sollte man keine Feuchtigkeit in den Körper eindringen lassen. Darüber hinaus ist zu empfehlen, nur wenig kalte oder rohe Speisen zu verzehren und auf viel Fett und zu viel Salz zu verzichten. Zu Hause und am Arbeitsplatz ist es wichtig, für genügend frische Luft zu sorgen und auch hier Feuchtigkeit zu vermeiden.

Medikamente lassen Kälte in den Organen entstehen – verzichten Sie darauf, wo es geht

Medikamente haben aus Sicht der TCM oft die Eigenschaft, „kalt“ zu sein. Eine dauerhafte Einnahme von Medikamenten geht daher häufig mit unerwünschten Nebenwirkungen einher. Die kalten Eigenschaften der Medikamente schaden Magen und Milz und lassen in beiden Organen Kälte entstehen. Diese Entwicklung führt nach und nach zu einer Schwäche des Immunsystems.

Halten Sie Maß beim Essen

Unregelmäßiges sowie übermäßiges Essen und Trinken schaden dem Magen und der Milz. Magen und Milz sind jene Organe, in denen die Nahrung verdaut und bearbeitet wird und die dem Organismus Energie zur Verfügung stellen. Wenn man unregelmäßig oder übermäßig isst und trinkt, kann es zu Blockaden von Magen und Milz kommen. Daraus resultieren Probleme bei der Verdauung und schließlich sogar Krankheiten des Verdauungssystems. Es ist daher sehr wichtig, regelmäßige und nicht zu üppige Mahlzeiten einzunehmen.

Grübeln hilft nicht

Die Milz ist mit dem Intellekt und dem Grübeln verbunden. Um die Funktion der Milz zu pflegen, sollte man übertriebenes Nachdenken und anhaltendes Grübeln vermeiden.

Abnehmen durch das Aktivieren des Milz-Meridians

Der Milz-Meridian beginnt seinen Verlauf an den Innenseiten der großen Zehen. Schmerzen an den großen Zehen weisen daher auf mögliche Probleme des Milz-Meridians hin. Von den zwölf regulären Hauptmeridianen, die direkt mit den inneren Organen verbunden sind, verlaufen sechs entlang der Arme und beginnen oder enden an den Fingerspitzen. Sechs weitere Meridiane verlaufen über die Beine und beginnen oder enden an den Zehen. Von diesen über die Arme und Beine verlaufenden Meridianen werden jeweils drei dem Yin und drei dem Yang zugeordnet. Gemäß der TCM zählen die an den Innenseiten der Arme und Beine verlaufenden Meridiane zum Yin, die auf den Außenseiten verlaufenden Meridiane zum Yang. Der Milz-Meridian verläuft beispielsweise von den großen Zehen ausgehend auf den Innenseiten der Beine nach oben. Er gehört damit, wie auch der Nieren- und der Leber-Meridian, zu den Yin-Meridianen an den Beinen. An den Außenseiten der Beine, dort, wo normalerweise eine Hosennaht verläuft, nimmt der Gallenblasen-Meridian seinen Lauf. Ebenfalls an den Beinaußenseiten verläuft der Magen-Meridian. Beide zählen, neben dem an den Beinrückseiten verlaufenden Blasen-Meridian, zu den Yang-Meridianen an den Beinen.

In der TCM gibt es eine Methode zum Abklopfen des Gallenblasen-Meridians. Man aktiviert hier bewusst einen Yang-Meridian, da das Yang, wenn es einmal angeregt wurde, automatisch das Yin aktiviert. Das Abklopfen des Gallenblasen-Meridians dient auf diese Weise dem Erhalt und der Stabilisierung der Gesundheit. Auch der Milz-Meridian lässt sich durch Abklopfen und Massagen leicht aktivieren. Darüber lässt sich eine gute Wirkung bei der Gewichtsabnahme erzielen.

Zusammenfassung zu den Zuordnungen der Milz

Hauptaufgabe	Geistiger Aspekt	Emotion	Tugend	Laut	Gewebe-art
herrscht über Umwandlung und Trans-port, extrahiert Nahrungs-Qi	Intellekt (Yi)	Grübeln	Ver-trauen	Singen	Musku-latur

Körperöffnung im Gesicht	Element	Jahres-zeit	Klimati-scher Zustand	Richtung	Grund-farbe
Lippen	Erde	Spät-sommer	Feuchtig-keit	Mitte	Gelb

Die Nieren: Die kraftvollen Beamten der Leibgarde

Die Zang-Organe werden, wie bereits bekannt, in der chinesischen Tradition mit Beamten bzw. sozialen Positionen verglichen. Das Herz entspricht dem Herrscher, die Lunge dem Premierminister, die Leber dem General und die Milz repräsentiert die Staatsanwaltschaft. Die Nieren entsprechen starken Leibgardisten. Sie haben viel Kraft und bieten Schutz.

Die Hauptaufgabe der Nieren besteht darin, die Essenz zu speichern. Nach Ansicht der TCM können sie daher als „Wurzel des Lebens" bezeichnet werden. Die Essenz entsteht bei der Empfängnis und stammt in ihrer vorgeburtlichen Form von den Eltern. Sie bestimmt über die grundlegende Konstitution.

Die Nieren herrschen über Geburt, Wachstum, Fortpflanzung und Entwicklung. Sie sorgen für die Erzeugung von Mark und das Auffüllen des Gehirns. Darüber hinaus kontrollieren sie die Knochen sowie das Lebens-Tor (Mingmen) und beherbergen die Willenskraft (Zhi).

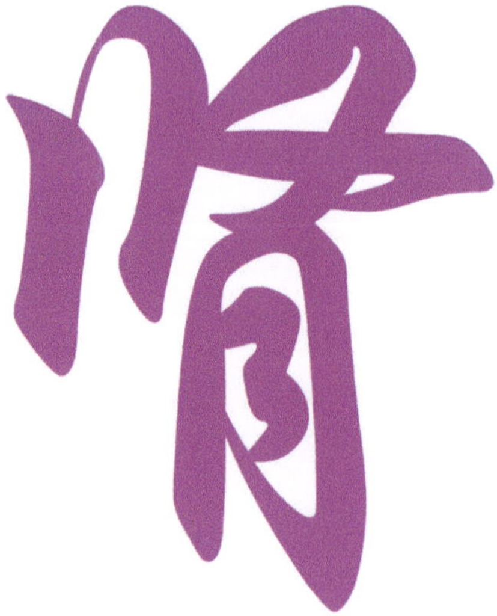

Das chinesische Schriftzeichen für „Nieren“

Die Nieren sind Beschützer des Herzens

Die Nieren gelten in der TCM als kraftvolle Beschützer des Herzens. Im alten China gab es zu Kriegszeiten einen von Pferden gezogenen Streitwagen, auf dem neben dem Wagenlenker der Kaiser oder der General und ein Leibgardist fuhren. Der Kaiser bzw. der General standen stets auf der linken Seite, der Leibgardist rechts. Er war sehr stark und bot dem Kaiser oder dem General Schutz. Blieb der Wagen auf dem Weg stecken, war es die Aufgabe des Leibgardisten, ihn aus dem Schlagloch oder dem Graben herauszuziehen und wieder fahrbereit zu machen. Für einen Leibgardisten war es somit unabdingbar, über ein hohes Maß an Kraft zu verfügen.

Das vorangehende Beispiel erklärt bildhaft die Funktion der Nieren. Auch sie haben normalerweise viel Kraft und beschützen als Leibgardisten das Herz. Ob jemand kraftvoll ist oder nicht, liegt maßgeblich an den Nieren und an der Lendenwirbelsäule. Bei Menschen, deren Nieren schwach sind und die daher kaum Kraft haben, ist oftmals eine leichte Krümmung im Bereich der Lendenwirbelsäule erkennbar.

Mit dem Laut „Hai" das Nieren-Qi aktivieren

Müssen zum Beispiel bei der Arbeit sehr schwere Dinge bewegt werden, nutzt man im Augenblick der Anstrengung oft einen Laut, der in etwa wie „Hai" klingt. Das konnte man vor allem früher beobachten, wenn Arbeiter gemeinsam schwere Lasten tragen mussten. Der Laut „Hai" steht in Verbindung mit den Nieren und reduziert die Anstrengung. Er entsteht automatisch, wenn das Nieren-Qi aktiviert wird. Das lässt sich auch bei Gewichthebern beobachten, die ihre Last in Verbindung mit genau diesem Laut stemmen. Sie nutzen nicht etwa den Ruf „Aa", der vom Herzen stammt, da er ihnen in dieser Situation nicht helfen würde. Es gibt verschiedene Laute, Rufe oder Schreie, die man ganz intuitiv von sich gibt – so in Notfällen oder bei Lebensgefahr. Durch diese Lautäußerungen werden jeweils bestimmte Organe aktiviert.

Die Nieren speichern die Essenz

Die Essenz ist so wertvoll wie ein Schatz. Sie wird in den Nieren gespeichert, fließt jedoch auch im Körper und im Besonderen in den sogenannten acht außerordentlichen Meridianen. Die Essenz besteht aus einem vorgeburtlichen Anteil, der von den Eltern stammt, und einem nachgeburtlichen Anteil, der hauptsächlich durch das Nahrungs-Qi gespeist wird.

Die Essenz kontrolliert Wachstum, Fortpflanzung, Entwicklung, sexuelle Reifung, Empfängnis, Schwangerschaft, Menopause und Alterung. Die Aufgaben der Essenz entsprechen somit in etwa dem, was nach Ansicht der Schulmedizin durch hormonelle Veränderungen gesteuert wird.

Die Eigenschaften der Essenz beeinflussen auch den Zustand der Nieren. Bei einer starken Essenz sind die Nieren stark, die Menschen verfügen über eine hohe Vitalität, sexuelle Kraft und Fruchtbarkeit. Eine schwache Essenz äußert sich hingegen in einem Mangel an Vitalität, einer sexuellen Schwäche und Unfruchtbarkeit. Nach Ansicht der TCM stammt die Lebenskraft aus der in den Nieren gespeicherten Essenz und somit tief aus dem Inneren des Körpers.

Wenn man im Rahmen der TCM von einem Organ spricht, bezieht man sich nicht nur auf das rein physische Organ, sondern zusätzlich auf dessen Funktionen sowie auf die ihm zugeordneten Körperbestandteile und Meridiane. Gemäß der chinesischen Heilkunst wird durch die Ernährung der Nieren auch die Essenz gestärkt. Das ist jedoch nur dann möglich, wenn die Meridiane frei von Blockaden sind. In diesem Fall kann man durch eine besondere Ernährung, Heilkräuter oder Qigong die Nieren-Essenz aufbauen und kräftigen, was zu einer gesteigerten Vitalität und einer Stärkung der Gesundheit führt.

Die Nieren beherrschen Geburt, Wachstum und Entwicklung

Ist die Nieren-Essenz stark, harmonieren Nieren und Herz gut miteinander. Die Gedanken sind dann klug und flexibel und auch das Herz-Qi ist stark. Die Nieren-Essenz herrscht über Geburt, Wachstum, Fortpflanzung und Entwicklung. Diese wichtigen Funktionen zeigen, dass die Nieren das Leben und damit praktisch alles erschaffen können.

Wenn eine Frau schwanger werden möchte, sollte sie die Nieren-Essenz aktivieren. Das sollte auch der Mann tun, da so der Samen sehr stark wird. Haben sich Samen und Eizelle miteinander verbunden, wächst aus ihnen der Fötus in der Gebärmutter heran. Die Nieren herrschen damit über das Leben.

Die Nieren beherbergen die Willenskraft (Zhi)

Nach Ansicht der TCM beherbergen die Nieren die Willenskraft. Sind die Nieren stark, ist auch die Willenskraft stark. Man ist dann in der Lage, fokussiert auf das Erreichen seiner Ziele hinzuarbeiten.

Umgekehrt gilt, dass bei schwachen Nieren ein Mangel an Willenskraft vorliegt. Man lässt sich leicht von seinen Zielen abbringen oder von Problemen entmutigen. Eine große Rolle spielt ein Mangel an Willenskraft und Motivation unter anderem bei depressiven Erkrankungen. Stärkt man in solch einem Fall die Nieren, verbessern sich die Symptome häufig.

Die Verbindung der Nieren mit den Emotionen

Die Nieren sind mit der Emotion Angst verbunden. Sind die Nieren stark, lebt man weitgehend angstfrei und verfügt über einen starken Willen. Man ist flexibel und hat einen klaren Geist. Sind die Nieren schwach, tritt häufig Angst auf. Das wiederum wirkt sich negativ auf die Nieren aus und führt zu deren weiterer Schwächung.

Die Tugend-Energie der Nieren

Die Nieren korrespondieren mit der Tugend-Energie Weisheit. Jemand mit einer stark ausgeprägten Tugend-Energie der Nieren ist in der Regel flexibel, bescheiden und selbstlos, verfügt über einen klaren Geist und ist meist zufrieden. Solche Menschen sind in der Regel erfolgreich und gelangen oft in Führungspositionen.

Ist die Tugend-Energie der Nieren schwach ausgeprägt, neigen die Betroffenen zu negativem Denken, Kummer und (selbstgemachten) Sorgen. Sie sind häufig nicht sonderlich beliebt.

Die Verbindung der Nieren mit Träumen

Liegt ein Übermaß an Nieren-Qi vor, treten leicht Träume auf, in denen sich der Rücken seitlich ausdehnt, ohne sich zu trennen, oder in denen die Wirbelsäule vom Körper losgelöst ist.

Ist das Nieren-Qi schwach, kommt es oft zu Träumen von Wasser, untergehenden Schiffen, davon, dass man nach einem Schiffbruch schwimmt oder dass man ins Wasser eingetaucht wird. Im Winter handelt der Traum davon, ins Wasser einzutauchen und Angst zu haben.

Erkrankungen durch Blockaden des Nieren-Meridians

Der Nieren-Meridian führt, von der Fußsohle ausgehend, die Innenseite des Beines hinauf, läuft dann weiter über den Bauch und den Brustkorb, bis er schließlich am Schlüsselbein endet. Auf ihm liegen pro Körperseite 27 Akupunkturpunkte.

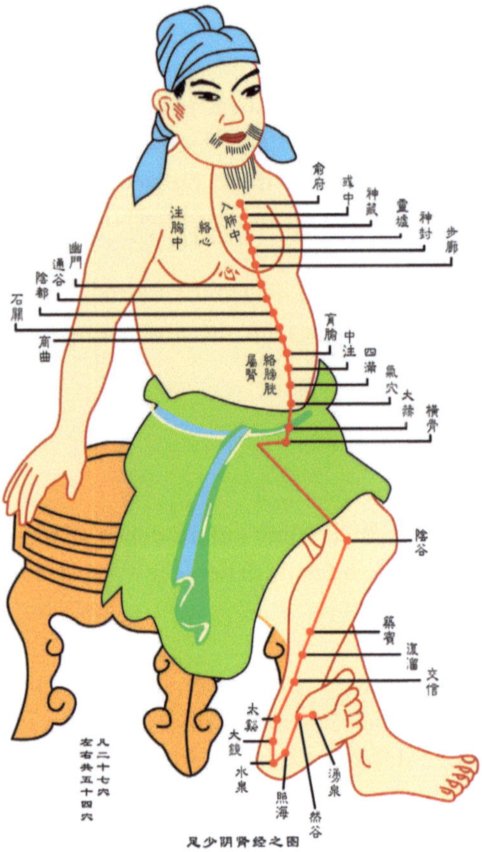

Historische Darstellung des Nieren-Meridians

Bei Blockaden des Nieren-Meridians können verschiedene Krankheitsbilder entstehen, von denen die häufigsten nachfolgend aufgeführt sind:

Trotz Hunger nicht essen können

Es gibt eine Krankheit, bei der die Betroffenen Hunger haben, jedoch nicht in der Lage sind, etwas zu essen. Die Ursache dafür liegt in einem schwachen Yuan-Qi, also in einem schwachen vorgeburtlichen Qi. Dem Verdauungsbereich steht dadurch nicht genug Kraft zur Verfügung, um die Nahrung zu bearbeiten. Aus diesem Grund wollen die Betroffenen nicht essen. Zwingen sie sich dennoch dazu, wird noch mehr Yuan-Qi verbraucht, was wiederum dem Körper schadet und die Krankheit verschlimmert.

Asthma und Atemstörungen

Manche Patienten, die unter Asthma leiden, verspüren im Sitzen eine Einschränkung der Atmung und bevorzugen es daher zu stehen. Sie leiden wahrscheinlich an einem großen Mangel an Nieren-Essenz. Die Nieren sind für das Empfangen des von der Lunge herabsinkenden Qi zuständig und dafür, dieses Qi unten zu halten. Sind die Nieren auf Grund ihrer Schwäche dazu nicht in der Lage, entweicht das Qi nach oben und verursacht dadurch Atemstörungen und Asthma.

Blut im Speichel

Manchmal hat man den Impuls zu husten und anschließend Speichel auszuspeien oder einfach nur auszuspucken. Enthält der Speichel etwas Blut, ist das ein Anzeichen dafür, dass die Nieren-Essenz nicht gespeichert wird. Die Speicherung der Essenz ist eine der wichtigsten Aufgaben der Nieren. Der dickflüssige Speichel steht mit ihnen in einer engen Verbindung. Er entsteht aus der Nieren-Essenz und wird durch sie ernährt. Der dickflüssige Speichel gilt in der TCM daher als sehr kostbar. Wenn er etwas Blut enthält, ist die Speicherfunktion der Nieren schwach.

Schwarz-graue Gesichtsfarbe

Das Gesicht eines Gesunden hat eine normale Farbe, die über Glanz und Feuchtigkeit verfügt und die wie verschleiert wirkt. Ist das Gesicht glanzlos und erscheint es schwarz-grau und dunkel, deutet das auf Probleme mit den Nieren hin. Den Nieren ist die Farbe schwarz oder schwarz-grau zugeordnet.

Angst und Depression

Manche Menschen haben immer Angst, dass etwas passiert. Nach dem Verlassen der Wohnung kehren sie beispielsweise noch einmal zurück, um zu kontrollieren, ob alles in Ordnung ist. Eventuell wiederholt sich dieser Vorgang sogar mehrfach. Diese Symptome weisen auf eine Schwäche der Nieren hin und sind Vorzeichen einer möglichen Depression.

Hitze im Mund, trockene Zunge, schmerzender Hals

Wenn Hitze im Mund erscheint und die Zunge trocken ist, ist die Funktion der Blase zur Umwandlung des Qi nicht stark genug. In diesem Fall kann zudem der Hals geschwollen sein und schmerzen. Die Blase und die Nieren stehen in einer sogenannten Innen-Außen-Beziehung. Ist das Yang-Qi der Blase schwach, vermag sie das Nierenwasser nicht zu erwärmen und nach oben steigen zu lassen, um Speichel zu bilden. Dadurch kommt es zu Hitze und Trockenheit im Mund sowie zu Halsschmerzen. Auch das Nieren-Qi wird weiter geschwächt.

Schmerzen oder Hitze an der Fußsohle

Schmerzt die Fußsohle und fühlt sie sich heiß an, liegt dem mitunter eine Disharmonie des Nieren-Meridians zugrunde. Unter der Fußsohle befindet sich der Akupunkturpunkt Yongquan (Niere 1), der sehr eng mit den Nieren verbunden ist.

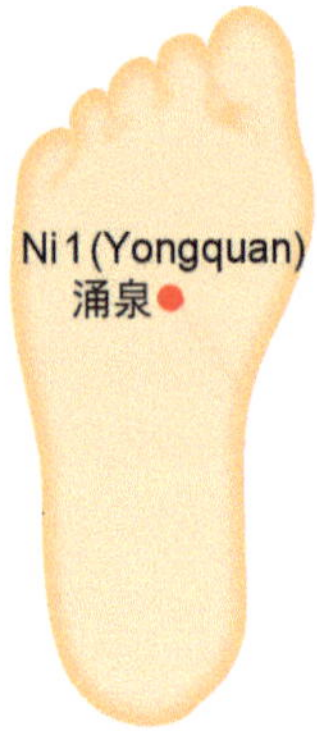

Der Akupunkturpunkt Yongquan (Niere 1)

Das Bedürfnis, sich hinzulegen

Wenn jemand sich gern hinlegt, besteht eine mögliche Ursache dafür in einem Mangel an Nieren-Essenz, der den Körper kraftlos macht. Hat man auch tagsüber oft das Bedürfnis, sich hinzulegen, sind das Yang-Qi und die Nieren-Essenz schwach. Solch ein Verhalten tritt bei gesunden Kindern sehr selten auf. Sie haben normalerweise immer den Drang, sich zu bewegen. Mit zunehmendem Alter wird jedoch mehr und mehr Nieren-Essenz verbraucht. Ältere Personen laufen daher üblicherweise auch nicht mehr schnell, sondern gehen lieber gemächlich spazieren. Pauschal lässt sich sagen, dass Menschen ab dem 40. Lebensjahr gern sitzen und ab dem 60. Lebensjahr gern liegen. Das sind Indizien dafür, dass die Nieren-Essenz immer schwächer wird.

Kälte und Kraftlosigkeit in den Extremitäten und das Bedürfnis, am Tag zu schlafen

Es gibt Personen, deren Extremitäten oft kalt und kraftlos sind. Zudem tritt bei ihnen häufig das Phänomen auf, dass sie tagsüber zunächst wach sind, dann ein bisschen schlafen und dann wieder wach sind. Der Schlaf ist dabei jedoch nicht tief. Besonders alte Menschen mögen es, am Tage zu schlafen, haben dann jedoch Probleme, am Abend in den Schlaf zu finden. Das deutet auf einen Mangel an Nieren-Essenz hin. Im Gegensatz dazu haben junge Menschen keine Probleme, sofort einzuschlafen. Wenn eine Person dauerhaft nicht gut schlafen kann, liegt meist ein gesundheitliches Problem vor.

Hinweise zur Gesundheitspflege der Nieren

Jeder hat den Wunsch, an Körper und Geist gesund zu sein. Um Gesundheit zu erhalten, müssen allerdings verschiedene Aspekte berücksichtigt werden. Eng mit der Gesundheit verbunden sind die Lebensgewohnheiten – insbesondere jene, die auf das Nieren-Qi Einfluss nehmen. Alle Kraft des Körpers stammt aus den Nieren. Es lohnt sich also, die Gesundheit der Nieren zu pflegen und sie zu schützen. Dazu dienen die folgenden Ratschläge:

Trinken Sie ausreichend

Viele Menschen arbeiten heute sehr konzentriert oder beschäftigen sich intensiv zum Beispiel mit ihrem Handy. Diese Tätigkeiten führen zu einer Ablenkung von den Bedürfnissen des Körpers und dazu, dass über längere Zeit hinweg nur wenig getrunken wird. In der Folge nimmt die Dichte des Urins zu und die Konzentration an Giften und unreinen Stoffen steigt an. Das erhöht die Wahrscheinlichkeit für die Entstehung von Nieren- und Gallensteinen. Man sollte ausreichend Flüssigkeit zu sich nehmen, damit der Urin verdünnt und die Konzentration an schädlichen Substanzen gering gehalten wird. Dies dient dem Schutz der Nieren. Im Alltag sollte man am besten Tee oder warmes Wasser trinken und auf sein natürliches Durstgefühl achten.

Verzichten Sie auf zu viel Eiweiß

Eiweiß ist grundsätzlich gesund, doch sollte man nicht übertrieben viel davon aufnehmen, da man sonst den Nieren schadet. Im Normalfall ist eine zusätzliche Zufuhr von Eiweiß in Form von Nahrungsergänzungsmitteln nicht erforderlich.

Gehen Sie zur Toilette, wenn Ihr Körper das Signal dazu gibt

Mitunter ist man von der Arbeit oder anderen Dingen so gefesselt, dass man sich nicht die Zeit nimmt, zur Toilette zu gehen. Verbleibt der Urin häufig eine lange Zeit in der Blase, können sich Bakterien bilden und in der Folge Entzündungen des Harnleiters, der Blase oder der Nieren entstehen. Es ist daher gut, stets zur Toilette zu gehen, sobald der Körper das Bedürfnis dazu signalisiert.

Entwickeln Sie Freude an einer gesunden Ernährung

Gesund und regelmäßig zu essen, spielt eine große Rolle für die Gesundheit. Häufig im Übermaß zu essen, schadet dem Verdauungssystem, bringt das Nervensystem durcheinander und belastet die Leber und die Nieren.

Seien Sie zurückhaltend beim Salzen

Zu viel Salz schadet den Nieren. Die Nieren sind mit dem Element Wasser und dem salzigen Geschmack verbunden. Salzige Lebensmittel stärken grundsätzlich das Nieren-Qi, doch ein Übermaß an Salz führt dazu, dass den Nieren Schaden zugefügt wird.

Vermeiden Sie zu starke geistige Arbeit und machen Sie Pausen

Eine zu starke geistige Arbeit schadet den Nieren. Es gibt heute eine Vielzahl von Berufen, in denen man konzentriert geistig arbeiten muss. Nach Ansicht der TCM schadet eine übermäßige geistige Arbeit dem Herz, dem Blut und der Nieren-Essenz. Wie bereits beschrieben, speichern die Nieren die Essenz. Die Nieren-Essenz wiederum produziert das Mark, welches das Gehirn ernährt. Ein Übermaß geistiger Arbeit verbraucht viel Qi und Blut und schadet somit den Nieren. Aus diesem Grund ist es wichtig, sich geistig nicht zu überanstrengen und den Zeiten der Arbeit stets ausreichende Zeiten der Erholung folgen zu lassen.

Sexualität in Maßen

Sexualität sollte etwas Besonderes bleiben und nicht übertrieben werden. Die Nieren herrschen über Geburt, Wachstum, Fortpflanzung und Entwicklung. Die von ihnen gespeicherte Essenz ist die Basis für die Entstehung von Spermien und Eizellen. Ein Übertreiben der Sexualität verbraucht viel Essenz und schadet so den Nieren. Den Empfehlungen der TCM folgend sollte man es vor allem vermeiden, sich unter dem Einfluss von viel Alkohol der Sexualität hinzugeben.

Leben Sie (möglichst) angstfrei

Angst ist ein wertvolles Warnsignal, ein Übermaß an Angst gilt es jedoch zu vermeiden. Die Nieren sind mit der Emotion Angst verbunden. Zu große oder dauerhafte Angst schadet den Nieren. Aus diesem Grund sollte man Angst im Alltag möglichst überwinden und sich bemühen, stets harmonisch und ausgeglichen zu sein. Die Harmonisierung der Emotionen spielt eine große Rolle für die Gesundheit. Angst kann jedoch auch eine Folge davon sein, dass die Nieren geschwächt sind. In der TCM kontrolliert man daher bei Menschen, die oft unter Angst leiden, die Nieren.

Zusammenfassung zu den Zuordnungen der Nieren

Hauptaufgabe	Geistiger Aspekt	Emotion	Tugend	Laut	Gewebeart
Speichern Essenz, herrschen über Geburt, Wachstum, Fortpflanzung, Entwicklung	Willenskraft (Zhi)	Angst	Weisheit	Stöhnen	Knochen

Körperöffnung im Gesicht	Element	Jahreszeit	Klimatischer Zustand	Richtung	Grundfarbe
Ohren	Wasser	Winter	Kälte	Norden	Dunkelviolett / Schwarz

Das Perikard: Der Palast-Eunuch, der Befehle des Kaisers weitergibt

Das Perikard entspricht dem Herzbeutel. Es gilt in der TCM als sechstes Zang-Organ und wird auch als „Umhüllung des Herzens“ bezeichnet.

Das Perikard wird in der TCM mit einem Palast-Eunuchen verglichen, da es in einer engen Beziehung zum Herz steht, das Herz umgibt und es vor feindlichen Angriffen schützt. Es nimmt alle pathologischen Angriffe, die auf das Herz gerichtet sind, auf sich und schirmt somit das Herz nach außen hin ab.

In der chinesischen Tradition war es üblich, dass der Kaiser keine Emotionen auf seinem Gesicht zeigte. Diese Emotionen in Form von Anweisungen auszudrücken, war die Aufgabe der Eunuchen. Zwischen Herz und Perikard besteht eine ähnliche Beziehung. Die Befehle und Informationen, welche vom Herz stammen, werden durch das Perikard weitergeleitet.

Als Organ nimmt das Perikard die gleichen Funktionen wahr wie das Herz: Es herrscht über das Blut und beherbergt den Geist. Dem reinen Organ Perikard wird der Perikard-Meridian zugeordnet.

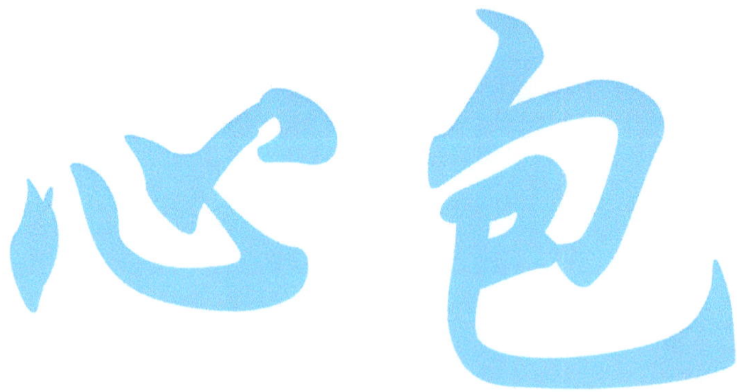

Das chinesische Schriftzeichen für „Perikard“

Der Perikard-Meridian kontrolliert den freien Qi-Fluss

Der Perikard-Meridian spielt eine sehr wichtige Rolle im menschlichen Körper. Er sorgt dafür, dass das Qi ungehindert fließt. Über das sogenannte Zong-Qi (Sammel-Qi) beeinflusst der Perikard-Meridian maßgeblich das Herz und die Lunge. Zudem wirkt er als Antriebskraft für das Qi und das Blut beider Organe.

Der Verlauf des Perikard-Meridians beginnt in der Mitte des Brustkorbes. Diesen Bereich bezeichnet man in der TCM auch als „Palast des Perikards“. Genau hier befindet sich ein wichtiger Bereich namens Shanzhong.

Der Qi-Fluss im ganzen Körper ist in einem großen Umfang vom Shanzhong-Bereich abhängig. In diesem Bereich liegt auch die Thymusdrüse. Der Shanzhong-Bereich und die Thymusdrüse sind eng miteinander verbunden und arbeiten zusammen. Gemäß der Schulmedizin stellt die Thymusdrüse besonders bei Kindern einen wichtigen Teil des Immunsystems dar. Bei Neugeborenen und kleinen Kindern ist die Thymusdrüse noch ein sehr großes Organ. Mit dem Eintritt in die Geschlechtsreife bildet sie sich nach und nach zurück. Sind die Meridiane und der Shanzhong-Bereich frei von Blockaden, wird das Qi dennoch ungehindert fließen und Wachstum und Entwicklung gehen auch weiterhin gut vonstatten. Kinder entwickeln sich schnell und in großen Schritten, jeder Tag bringt hier einen Fortschritt. Erst mit zunehmendem Alter der Kinder nimmt die Entwicklungsgeschwindigkeit allmählich ab.

Sind Menschen großem Stress ausgesetzt, kann das zu einer Blockade des Shanzhong-Bereiches führen und einen Stau des Qi-Flusses im Körper hervorrufen. Zur Vorbeugung sollte man den Shanzhong-Bereich häufiger aktivieren, zum Beispiel durch folgende Massagetechnik: Man streicht mit den Daumen unter leichtem Druck den Shanzhong-Bereich entlang nach unten. Diese Massage wird für eine Minute bis hin zu drei Minuten durchgeführt. Alternativ ist es möglich, den Shanzhong-Bereich für eine bis drei Minuten leicht mit der Faust abzuklopfen. Ist man ärgerlich oder wütend, so hilft es, die beschriebene Massagetechnik 100 mal anzuwenden. Das Qi wird dann wieder ungestört in den Meridianen fließen.

Das Perikard beherbergt zusammen mit dem Herz den Haupt-Geist

Zusammen mit dem Herz ist das Perikard der Sitz des Haupt-Geistes. Aus diesem Grund besteht ein enger Zusammenhang zwischen dem Perikard und dem psychisch-emotionellen Zustand. So schadet beispielsweise ein Blut-Mangel sowohl dem Herz als auch dem Perikard, was sich in leichter Unruhe und Depression äußert. Ein Blut-Hitze-Syndrom, durch welches das Perikard erregt wird, zeigt sich durch einen unruhigen emotionellen Zustand. Wird das Perikard durch Schleim blockiert, ist der Geist verwirrt, was in ernsten Fällen zu Geisteskrankheiten führen kann.

Das Perikard und die Emotionen

Das Perikard ist von großer Bedeutung bei allen zwischenmenschlichen Beziehungen. Es hilft, in sozialen, Liebes- und Familienbeziehungen einen guten Umgang miteinander zu finden. Viele Akupunkturpunkte, die auf dem Perikard-Meridian liegen, haben eine starke Wirkung auf den geistigen Zustand. Treten emotionelle Probleme auf Grund zwischenmenschlicher Beziehungen auf, können sie durch das Perikard beeinflusst werden.

Die Verbindung des Perikards mit Träumen

Das Perikard und das Herz sind gemeinsam Wohnsitz des Haupt-Geistes. Aus diesem Grund ist das Perikard mit den gleichen Träumen verbunden wie das Herz.

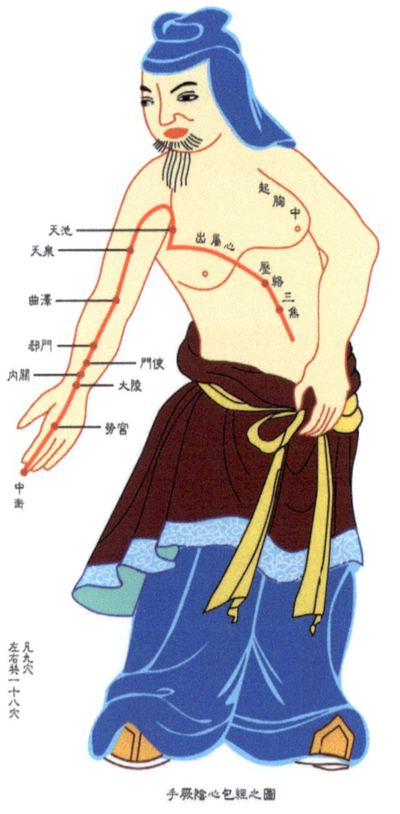

Historische Darstellung des Perikard-Meridians

Erkrankungen durch Blockaden des Perikard-Meridians

Der Perikard-Meridian verläuft von der Brust aus über die Achselhöhle und die Arminnenseite bis zum Mittelfinger. Auf ihm liegen pro Körperseite 9 Akupunkturpunkte.

Wenn im Verlauf des Perikard-Meridians Blockaden auftreten, kann es zu gesundheitlichen Problemen kommen, von denen einige nachfolgend aufgeführt sind:

<u>Hitze und Schwitzen in der Handfläche</u>

Der Perikard-Meridian führt in seinem Verlauf über die Handfläche zum Mittelfinger. In der Mitte der Handfläche befindet sich der Akupunkturpunkt Laogong (Perikard 8), der eine wichtige Rolle auf diesem Meridian einnimmt. Das Gefühl von Hitze im Bereich des Laogong-Punktes wird durch eine Disharmonie des Perikard-Meridians hervorgerufen. Diese Hitze lässt sich durch Abklopfen des Meridians auflösen. Vor dem Abklopfen sollte man mit einer kreisenden Massage des Akupunkturpunktes Jiquan (Herz 1) beginnen, der im Zentrum der Achselhöhle liegt und zum Herz-Meridian gehört. Für die Massage können die Finger verwendet werden. Dieser Punkt ist gut dafür geeignet, Blockaden des Herz-Meridians zu bereinigen. Er lässt das Qi frei fließen, macht den Brustkorb weit und hilft gegen Traurigkeit. Danach klopft man den Meridian von der Achselhöhle ausgehend auf der inneren Armseite bis zu den Fingerspitzen hin ab. Durch diese Behandlung kann das Qi wieder ungestört im Perikard-Meridian fließen.

Manche Menschen schwitzen oft im Bereich des Laogong-Punktes. Das deutet darauf hin, dass der Perikard-Meridian nicht in der Lage ist, das Qi zu kontrollieren.

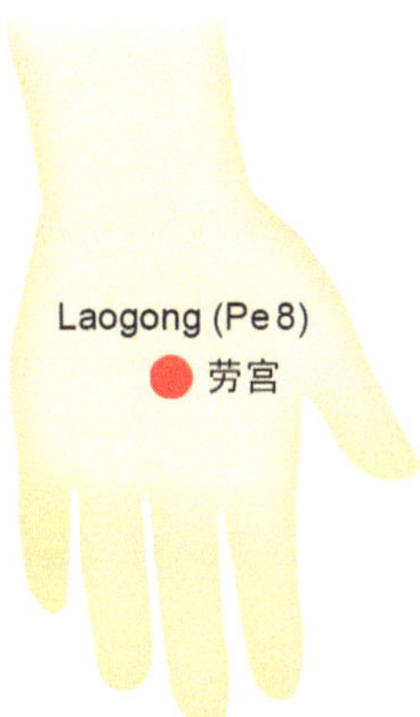

Der Akupunkturpunkt Laogong (Perikard 8)

Schwellungen und Schmerzen in der Achselhöhle

Wenn im Bereich der Achselhöhle Schwellungen und Schmerzen auftreten, weist das auf eine Blockade des Perikard-Meridians hin. Wird diese Blockade nicht behandelt und entwickelt sie sich weiter, können auf Herzhöhe im Bereich der vorderen Rippen Schmerzen und ein Völlegefühl entstehen. Bei einer noch weiteren Entwicklung der Blockade tritt zudem oft ein außergewöhnlich schneller Herzschlag auf, ganz so, als wäre man sehr nervös.

Krämpfe, Taubheitsgefühl und Schweregefühl in den Armen

In der klinischen Praxis sieht man immer häufiger Patienten, die an Krämpfen, Taubheitsgefühl oder einem Schweregefühl in den Armen leiden. Betroffen ist hier meist die Mitte der Innenseite des Armes und somit genau der Bereich, in dem der Perikard-Meridian verläuft. Die geschilderten Symptome sind Warnsignale für eine Erkrankung des Herzens oder des Perikards. Ursache der Symptome können Stress, zu viel Arbeit oder eine dauerhafte große Nervosität sein, die den Qi-Fluss im Körper blockieren und einen Stau von Qi und Blut hervorrufen.

Eine rote oder grau-schwarze Gesichtsfarbe

Ein Vorzeichen für eine Herzerkrankung ist eine rote Gesichtsfarbe, vor allem dann, wenn sie im Bereich zwischen den Augenbrauen (Yintang) auftritt. Erscheint hier eine grau-schwarze Farbe, hat sich die Herzerkrankung verstärkt. Grau-Schwarz steht mit den Nieren und dem Element Wasser in Verbindung. Im genannten Fall kontrolliert das Wasser das Feuer des Herzens zu stark. Im Gesicht gibt es verschiedene Reflexzonen. Das tägliche Betrachten des Gesichtes kann daher helfen, entstehende Krankheiten zu erkennen.

Übertriebene Freude

Das Perikard hat, genau wie das Herz, eine Verbindung zur Emotion Freude. Hier sollte zwischen echter Freude und unechter Freude unterschieden werden. Die echte Freude entsteht in natürlicher Weise, entspannt Körper und Geist und wirkt harmonisierend. Die unechte Freude hat ihre Ursache oft in einer Erkrankung. Zur unechten Freude zählt ein Zustand dauerhafter und übertriebener Freude. Sie führt dazu, dass sich das Qi des im Herz residierenden Haupt-Geistes nach außen ausdehnt und zerstreut und sowohl dem Herz als auch dem Perikard Schaden zugefügt wird. Tritt diese Art der Freude plötzlich bei einer älteren Person auf, sollte dieses mit Vorsicht beobachtet werden, da möglicherweise ein Indiz dafür vorliegt, dass sich eine Erkrankung verschlimmert.

Hinweise zur Gesundheitspflege des Perikard

Das Perikard und das Herz sind sehr eng miteinander verbunden. Aus diesem Grund gelten zur Gesundheitspflege des Perikards die gleichen Hinweise wie zur Pflege des Herzens.

Schätzen Sie die sechs Fu-Organe

腑

Das chinesische Schriftzeichen für „Fu"

Es gibt in der TCM unterschiedliche Ansichten darüber, welche Organe wichtiger sind – die Zang- oder die Fu-Organe. Die Zang-Organe dienen vor allem der Speicherung von feinen, aufbereiteten Substanzen und der Beherbergung der geistigen Aspekte, unter ihnen der Haupt-Geist, die Körperseelen und die Wanderseelen. Das Umwandeln, Abgeben, Transportieren und Verteilen zählt hingegen kaum zu ihren Aufgaben. Diese Arbeiten obliegen den Fu-Organen. Sie nehmen die Nahrung auf, wandeln sie um, absorbieren die wichtigen Stoffe, bewegen Flüssigkeiten im Körper, leiten die feinen Substanzen an die Zang-Organe weiter und die unreinen Stoffe aus dem Körper aus.

Die fünf Zang-Organe werden oft als Speicherorgane bezeichnet. Ihre Beschaffenheit ist vergleichsweise fest. Die Fu-Organe sind sogenannte Hohlorgane, die mit einem leeren Rohr verglichen werden können. Wenn die Fu-Organe in ihrer Arbeit gestört werden, weil sie verstopft und blockiert sind, hat das nicht selten schwerwiegende Folgen. So kann es unter anderem dazu kommen, dass die Nahrung nicht verdaut wird oder dass das Wasserlassen bzw. der Stuhlgang nicht möglich sind. Betroffene befinden sich dann schnell in Lebensgefahr.

Schon vor über 2.000 Jahren brachte es der chinesische Philosoph Laozi auf den Punkt: „Nutzbar ist die Leerheit.“ Betrachten wir einmal das Beispiel eines Hauses, um zu verstehen, was hier gemeint ist: Das Fundament, die Mauern mit Fenstern und Türen sowie das Dach sind brauchbar und wichtig. Das eigentlich Nutzbare eines Hauses sind jedoch die leeren Räume, die in seinem Inneren zur Verfügung stehen. Durch dieses Bild lässt sich die Beziehung der Zang-Fu-Organe gut nachvollziehen und leicht verstehen. Wenn die Fu-Organe nicht richtig arbeiten, werden die Zang-Organe nicht ernährt und können ihre wichtige Speicherfunktion nicht erfüllen.

Die Gallenblase: Der aufrechte Beamte, der Entscheidungen trifft

Die Gallenblase ist dafür zuständig, die Gallenflüssigkeit zu speichern und sie bei Bedarf während der Verdauung wieder abzusondern. Aus Sicht der TCM entsteht die Gallenflüssigkeit aus dem überschüssigen Qi der Leber, das in die Gallenblase geleitet und in Gallenflüssigkeit umgewandelt wird.

Eine weitere Funktion der Gallenblase liegt gemäß der TCM darin, die Sehnen zu kontrollieren, indem sie ihnen das für die Durchführung von Bewegungen erforderliche Qi zur Verfügung stellt.

Darüber hinaus schreibt man der Gallenblase die wichtige Aufgabe zu, die Entschlussfähigkeit zu kontrollieren. Sie wird daher häufig als „aufrechter Beamter, der Entscheidungen trifft“, bezeichnet. Auch mit einem Richter, dessen Arbeit ebenfalls darin besteht, Entscheidungen zu treffen, wird die Gallenblase oft verglichen. Wenn das Gallenblasen-Qi stark ist, ist auch die Fähigkeit, Entscheidungen zu treffen, stark.

胆

Das chinesische Schriftzeichen für „Gallenblase“

Die Gallenblase kann Yin und Yang miteinander verknüpfen

Der Gallenblasen-Meridian ist in der Zeit zwischen 23:00 und 1:00 Uhr besonders aktiv. Genau in dieser Zeit erfolgt der Übergang vom Yin zum Yang. Das Yang-Qi ist noch relativ klein, hat aber dennoch eine wichtige Wirkung. Es übernimmt eine Verknüpfungsfunktion und ist so in der Lage, Yin und Yang miteinander zu verbinden. Laut dem „Klassiker des Gelben Kaisers zur Inneren Medizin“ werden durch dieses Verbinden Qi und Essenz aktiviert und über das Herz im Körper verteilt.

Der Gallenblasen-Meridian vermag – auf Grund seiner in der beschriebenen Übergangszeit liegenden Phase besonderer Aktivität – ebenfalls Yin und Yang miteinander zu verknüpfen. Dieses Verknüpfen ist mit der Bildung eines Verkehrsknotenpunktes vergleichbar. Die Gallenblase übernimmt dabei die Funktion, den Verkehrsfluss von Yin und Yang zu regeln.

Alle Zang-Fu-Organe hängen von der Entscheidungsfähigkeit der Gallenblase ab

Die Leber nimmt Einfluss auf die Fähigkeit zu planen. Die Gallenblase ist hingegen für die Steuerung der Entscheidungsfähigkeit zuständig. Nur wenn beide Funktionen in Harmonie sind, kann man mit guter Planung die richtigen Entscheidungen für sein Leben treffen und daraus die passenden Handlungen ableiten.

Die beschriebene Aufgabe der Gallenblase, Entscheidungsfindungen zu kontrollieren, bezieht sich zum einen auf die ganz alltäglichen Entscheidungen, die jeder Mensch zu treffen hat, zum anderen auf die Funktionen der Zang-Fu-Organe. Auch sie sind von der Entscheidungsfähigkeit der Gallenblase abhängig und werden durch sie aktiviert.

Die Bedeutung der Gallenblase im Zusammenspiel mit den anderen Organen lässt sich durch einen einfachen Vergleich verdeutlichen: Hat man ein intaktes und ausreichend betanktes Auto, muss man, um fahren zu können, den Motor starten. Erst dann ist es möglich, das Auto zu bewegen. Es ist somit vor allem die Entscheidung, den Schlüssel herumzudrehen oder den Startknopf zu drücken, die das Auto schließlich aktiviert. Setzt man nun den menschlichen Körper an die Stelle des Autos, entspricht das Herz dem Motor und die Nieren-Essenz dem Treibstoff. Ohne die Entscheidung, den Motor zu starten, kann man nicht fahren und ohne eine entsprechende Entscheidung kann auch der Qi-Fluss im Körper nicht aktiviert werden. Die Kraft für diese Entscheidung entstammt der Gallenblase. Nur durch ihre Motivation ist das Yang-Qi in der Lage, den Qi-Fluss im Körper anzuregen.

Die Beziehung zwischen Gallenblase und Leber

Nach Ansicht der TCM stehen die Zang-Fu-Organe zueinander in einer Innen-Außen-Beziehung. Jedem Zang-Organ ist dabei ein Fu-Organ zugeordnet. Die jeweils miteinander korrespondierenden Organe entsprechen einem traditionell orientierten Ehepaar. Diesem Bild folgend spielen die Fu-Organe die Rolle der Ehemänner. Durch ihre Arbeit und Bewegung wird der gesamte Qi-Fluss im Körper aktiviert und aufrechterhalten.

Auch die Gallenblase und die Leber stehen in einer Innen-Außen-Beziehung. Die Funktionen beider Organe sind eng miteinander verwoben und aufeinander angewiesen. So ist unter anderem die Funktion der Gallenblase, die Gallenflüssigkeit zu speichern und abzusondern, von der Leber-Funktion abhängig, einen reibungslosen Qi-Fluss sicherzustellen. Um diesen Qi-Fluss zu gewährleisten, benötigt die Leber wiederum die Unterstützung des Gallenblasen-Qi. Auch das Aufsteigen des Leber-Qi ist vom Gallenblasen-Qi abhängig. Dieses Aufsteigen hat Auswirkungen auf körperlicher und psychisch-emotioneller Ebene. Eine enge

Verbindung besteht zudem zwischen der Aufgabe der Leber, die Planung zu übernehmen und der Aufgabe der Gallenblase, Entscheidungen zu treffen. Die beste Planung benötigt zum Erfolg eine Entscheidung und Entscheidungen wiederum erfordern weitere Planungen.

Der geistige Aspekt der Gallenblase

Die Gallenblase kontrolliert die Entscheidungsfähigkeit, die Entschlusskraft sowie den Unternehmungsgeist und schenkt Mut und Tatendrang. So gibt es im Chinesischen die Redewendungen „große Gallenblase“ als Synonym für „mutig“ und „kleine Gallenblase“ als Synonym für „ängstlich“.

Die Gallenblase steuert den Mut, wichtige Entscheidungen zu treffen und Veränderungen herbeizuführen. Eine starke Gallenblase versetzt den Menschen in die Lage, die anstehenden Entscheidungen gut und mit Entschlossenheit zu treffen.

Eine schwache Gallenblase führt zu Zögerlichkeit und Ängstlichkeit. Betroffene lassen sich schnell entmutigen und können häufig nicht klar denken oder haben Schwierigkeiten, auf Fragen richtig zu antworten. Beim Überlegen oder Nachdenken erfolgt oft ein Kratzen seitlich am Kopf. Dieses Kratzen aktiviert den dort verlaufenden Gallenblasen-Meridian.

Die Verbindung der Gallenblase mit Träumen

Die Gallenblase steuert, wie gut man schlafen kann und wie lange der Schlaf dauert. Jemand mit einer schwachen Gallenblase erwacht oftmals früh am Morgen und vermag dann nicht mehr einzuschlafen.

Bei einer Schwäche der Gallenblase träumt man oft von Kämpfen, Gerichtsprozessen und Selbstmord.

Häufige Erkrankungen durch Blockaden des Gallenblasen-Meridians

Der Gallenblasen-Meridian führt vom äußeren Augenwinkel seitlich über Kopf, Rumpf und Bein bis zur vierten Zehe. Auf ihm liegen pro Körperseite 44 Akupunkturpunkte.

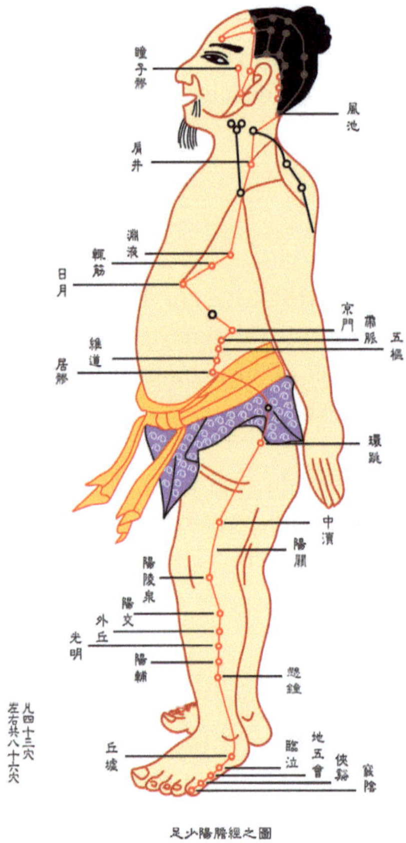

Historische Darstellung des Gallenblasen-Meridians

Wenn im Bereich des Gallenblasen-Meridians Blockaden auftreten, können gesundheitliche Probleme entstehen, von denen die häufigsten nachfolgend aufgeführt sind:

<u>Seitliche Kopfschmerzen</u>

Seitliche Kopfschmerzen sind eng mit dem Gallenblasen-Meridian verbunden, dessen Verlauf über die Kopfseiten führt. Verursacht werden diese Schmerzen häufig durch eine Blockade des Gallenblasen-Meridians.

<u>Schmerzen im Augenwinkel oder am Schlüsselbein sowie Schwellungen an der Achselhöhle</u>

Schmerzen im Augenwinkel, an der Vorderseite des Schlüsselbeins im Bereich des Akupunkturpunktes Quepen (Magen 12) oder Schwellungen im Bereich der Achselhöhle entstehen oft durch Blockaden des Gallenblasen-Meridians, der durch diese Bereiche verläuft.

<u>Bitterer Geschmack im Mund und häufiges Seufzen</u>

Ein morgendlich auftretender bitterer Geschmack im Mund sowie häufiges Seufzen deuten auf eine Disharmonie des Gallenblasen-Meridians hin. Das Seufzen entsteht, da der Qi-Fluss im Gallenblasen-Meridian unterdrückt und blockiert ist. Durch das Seufzen kann etwas Qi nach oben steigen.

Unwohlsein des Herzens

Es gibt Rippenschmerzen, die sich links und rechts des Herzens bemerkbar machen. Tendenziell treten diese Schmerzen eher linksseitig auf und es ist dann sehr unangenehm, sich im Bett umzudrehen. Die Ursache der Schmerzen liegt darin, dass der Qi-Fluss im Gallenblasen-Meridian blockiert ist. Nach Ansicht der chinesischen Heilkunst ist die Gallenblase dem Element Holz und das Herz dem Element Feuer zugeordnet. Ist der Gallenblasen-Meridian blockiert, kann das Holz das Feuer nicht genügend ernähren und es kommt nach und nach zu pathologischen Veränderungen des Herzens.

Graue Gesichtsfarbe und trockene Haut

Verstärkt sich eine Blockade des Gallenblasen-Meridians, ist das im Gesicht erkennbar. Die Gesichtsfarbe ist dann grau, die Haut ist ohne Glanz und wirkt wie von Staub bedeckt. Diese Erscheinungen können jedoch nicht nur im Gesicht, sondern auch an anderen Stellen des Körpers auftreten. Sie weisen darauf hin, dass es der Haut an Feuchtigkeit fehlt.

Malaria

Nach Ansicht der TCM geht Malaria mit einer Blockade des Gallenblasen-Meridians einher. Typische Symptome sind unter anderem wechselnde Kälte und Fieber. Der Gallenblasen-Meridian ist zu einer Zeit aktiv, die genau am Übergang von Yin zu Yang liegt. Er verbindet damit Yin und Yang. Wenn pathogenes Qi, welches in den Gallenblasen-Meridian eindringt, mit Yin-Eigenschaften verbunden ist, wird der Körper kalt. Ist das eindringende pathogene Qi mit Yang-Eigenschaften verbunden, reagiert der Körper mit Hitze. Bei den Symptomen einer Malaria ist der Körper damit immer genau zwischen Yin und Yang. Durch bestimmte chinesische Heilkräuter namens Xiao Chaihu Tang* kann man in diesem Fall das Holz-Qi harmonisieren und das negative Qi durch die Meridiane ausleiten, um einen Heilungsprozess auf den Weg zu bringen.

---

* *Auf spezielle Weise gekochte Mariendistel*

Hinweise zur Gesundheitspflege der Gallenblase

Gallenerkrankungen erscheinen oft bei Menschen im mittleren Alter ab etwa 40 Jahren. Bedingt durch ungünstige Lebensgewohnheiten oder besondere Umstände im Berufs- und Privatleben kommt es häufig zu psychischen Belastungen und Problemen beim Stoffwechsel, die Erkrankungen der Gallenblase nach sich ziehen können. Zur Pflege der Gesundheit der Gallenblase lohnt es daher, die folgenden Ratschläge zu beachten:

Essen Sie regelmäßig und gesund

Wer dauerhaft kein Frühstück zu sich nimmt, viel Süßes oder Fettiges isst, im Übermaß Alkohol trinkt, oft raucht oder sich nach dem Abendessen sofort hinsetzt, gar schlafen geht, schadet der Gallenflüssigkeit. In der Folge ist die Entstehung von Gallensteinen möglich.

Harmonisieren Sie Ihre Emotionen

Die Harmonisierung der Emotionen ist sehr wichtig für die Gesundheit. Auch für die Pflege der Gallenblase spielt sie eine bedeutende Rolle. Es gibt zwei Typen von Menschen, die auf Grund ihres emotionellen Zustandes ein besonders hohes Risiko für Erkrankungen der Gallenblase in sich tragen: Diejenigen, die dauerhaft schlechte Laune haben und gern streiten sowie diejenigen, die verschlossen sind, nicht gern mit anderen kommunizieren und ihre Emotionen nicht ausleben. In beiden Fällen wird es auf Dauer zu einem Stau des Leber-Qi kommen. Da Leber und Gallenblase in einer Innen-Außen-Beziehung zueinander stehen, nimmt auch die Gallenblase Schaden.

Wenn eine Person unzufrieden mit ihrer Situation ist, viel Stress und wenig Freude am Leben hat, wird der Qi-Fluss im Körper unterdrückt. In der Folge wächst die Empfindung von Druck und Nervosität. Die Gallenblase ist dann nicht in der Lage, die Leber zu aktivieren.

Gallensteine und Gallenentzündung – pflegen Sie gute Lebensgewohnheiten und lassen Sie los

Gallensteine oder Gallenentzündungen kommen häufig vor. Die Ursachen dafür sind oft schlechte Ernährungsgewohnheiten, wie ungesundes und unregelmäßiges Essen. Essen und Trinken stehen immer in Verbindung mit der Gallenblase. Wenn jemand dauerhaft zu viel oder unregelmäßig isst, führt das zu einer großen Belastung für die Gallenblase, die wiederum pathologische Veränderungen zur Folge haben kann. Ebenfalls ungesund ist es, niemals zu frühstücken, am Tag lange zu arbeiten und spät ins Bett zu gehen. Durch derartige Lebensgewohnheiten wird viel Gallenblasen-Qi verbraucht, wodurch Probleme im Leber-Meridian entstehen. Die Verbesserung dieser Lebensgewohnheiten hat grundsätzlich einen großen Einfluss auf die Gesundheit.

Menschen, die an Gallensteinen leiden, erscheinen auf den ersten Blick oftmals glücklich und zufrieden. Unterhält man sich jedoch eingehender mit ihnen, zeigt sich meist, dass sie bei vielen Dingen nicht loslassen können. Dadurch entsteht ein Stau im Körper, der schließlich auch die Bildung von Gallensteinen nach sich ziehen kann.

Zusammenfassend lässt sich sagen, dass es für die Entstehung von Gallensteinen und Gallenentzündungen drei wichtige Ursachen gibt: Ungesundes bzw. unregelmäßiges Essen, emotionelle Belastungen und der übermäßige Konsum von Alkohol.

Der Magen: Der Beamte des Kornspeichers, von dem die fünf Geschmacksrichtungen stammen

Der Magen ist unter den Fu-Organen das Wichtigste. In der TCM bezeichnet man ihn zusammen mit der Milz als „Wurzel des nachgeburtlichen Qi". Alles nach der Geburt erzeugte Qi und Blut hat seinen Ursprung in Magen und Milz. Der Magen ist daher im übertragenen Sinn mit einem Beamten vergleichbar, der für die Kornspeicherung zuständig ist und von dem die fünf Geschmacksrichtungen ausgehen.

Die Bedeutung des Schriftzeichens für den Magen

Die nachfolgend dargestellte chinesische Kalligrafie für den Magen setzt sich aus zwei übereinanderstehenden Teilen zusammen.

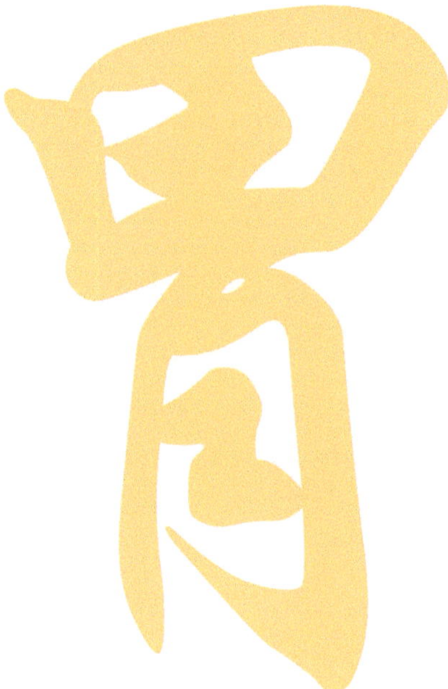

Das chinesische Schriftzeichen für „Magen"

Der obere Teil des Schriftzeichens stellt bildlich ein in vier Abschnitte unterteiltes Stück Land dar und bedeutet „Feld". Der untere Teil bedeutet „Fleisch". Dem Feld kommt eine wichtige Bedeutung zu, da hier die ausgebrachten Samen keimen und zu nahrhaften Pflanzen werden. Das Feld ermöglicht somit Geburt und Wachstum. Im übertragenen Sinn bringt das Schriftzeichen für „Magen" zum Ausdruck, dass Menschen säen, um anschließend etwas essen zu können, woraus sie Energie erhalten.

So wie die Erde den Samen aufnimmt, nimmt der Magen Nahrung und Getränke auf. Das Keimen des Samens in der Erde ist mit dem Prozess vergleichbar, bei welchem der Magen die aufgenommene Nahrung verdaut und umwandelt. Durch die Bearbeitung und Umwandlung der Nahrung im Magen und in der Milz entstehen Essenz und Qi. Dieses Qi wird auch als Nahrungs-Qi bezeichnet. Es wird im Herz zu Blut umgewandelt und schließlich im ganzen Körper verteilt.

Die TCM richtet besondere Aufmerksamkeit auf die Funktionen von Magen und Milz. Wenn jemand keinen Appetit hat und zudem nicht in der Lage ist, dennoch aufgenommene Nahrung gut zu verarbeiten, liegen gesundheitliche Probleme vor. Ist im Laufe einer Erkrankung noch Magen-Qi vorhanden, wird die Krankheit meist schnell überwunden. Größere Probleme treten hingegen auf, wenn das

Magen-Qi verbraucht ist. Es ist daher wichtig, Magen und Milz im Alltag gut zu pflegen und seine Lebensgewohnheiten entsprechend anzupassen.

Der Magen kontrolliert das Empfangen

Einem alten chinesischen Bild entsprechend ist der Magen wie ein Beamter des Kornspeichers. Er verteilt die fünf Geschmacksrichtungen sauer, bitter, süß, scharf und salzig. Jedes Zang-Organ ist mit einer eigenen Geschmacksrichtung verbunden: Die Leber mit dem sauren Geschmack, das Herz mit dem bitteren, die Milz mit dem süßen, die Lunge mit dem scharfen und die Nieren mit dem salzigen Geschmack.

Der Mensch nimmt über den Mund Nahrung und Getränke auf, die schließlich in den Magen gelangen. Der Magen empfängt diese Nahrungsmittel. Eine weitere wichtige Funktion des Magens, die eng mit dem Empfangen verbunden ist, besteht darin, die zugeführten Nahrungsmittel unten zu halten. Nur so können Magen und Milz die Nahrungsmittel bearbeiten, umwandeln und transportieren, so dass aus ihnen feine Substanzen und Qi entstehen, die dann entsprechend im Körper verteilt werden. Im „Klassiker des Gelben Kaisers zur Inneren Medizin" wird der Magen daher auch als „Meer der inneren Organe" bezeichnet. Würde dieses Meer oder, um im eingangs genutzten Bild zu bleiben, der Kornspeicher nicht existieren, hätten die inneren Organe keine Energiequelle mehr.

Weitere Funktionen des Magens

Der Magen erfüllt viele Funktionen, die grundlegend für unsere Vitalität sind. Neben dem Empfangen der Nahrungsmittel ist der Magen zum Beispiel dafür zuständig, die Fermentation und das Reifen der Nahrung zu kontrollieren. Durch diese Funktion bereitet er die aufgenommenen Lebensmittel für die Milz vor, die schließlich die verfeinerten Essenzen auftrennt und extrahiert. Gemeinsam mit der Milz bildet der Magen die Quelle von Qi und Blut im Körper. Der Magen kontrolliert darüber hinaus den Transport der Nahrungsessenzen und das Absteigen des Qi. In der TCM gilt der Magen zudem als Ursprung der Körperflüssigkeiten.

Die Beziehung zwischen Magen und Milz

Nach der Theorie der fünf Wandlungsphasen sind sowohl der Magen als auch die Milz dem Element Erde zugeordnet. Der Magen zählt zum Yang, die Milz hingegen zum Yin. Beide Organe stehen somit in einer Innen-Außen-Beziehung. Sie werden als Bestandteile des gleichen Organ-Systems angesehen. Ihre Funktionen sind eng miteinander verbunden und bedingen sich wechselseitig.

Die Funktion des Magens, die Nahrung zu fermentieren, korrespondiert eng mit der Funktion der Milz, die Nahrungsessenzen zu transportieren. Dieser Transport ist wiederum abhängig vom Magen-Qi. Außerdem wird der Magen, wie beschrieben, als Ursprung der Körperflüssigkeiten angesehen. Diese Funktion kann der Magen jedoch nur erfüllen, wenn er durch die Milz unterstützt wird, die die Körperflüssigkeiten trennt und transformiert.

Der geistige Aspekt des Magens

Neben seinen körperlichen Funktionen nimmt der Magen auch Einfluss auf den psychisch-emotionellen Zustand des Menschen. Gemäß der TCM ist der Magen empfindlich in Bezug auf sogenannte Exzess-Muster bzw. Fülle-Syndrome, wie Feuer oder Schleim-Feuer.

Tritt ein Fülle-Syndrom des Magens, wie Feuer oder Schleim-Feuer, auf, entsteht mitunter eine Unruhe, die sich manchmal bis zur Manie ausweitet. Es kommt gelegentlich zu dem Bedürfnis, allein zu sein und sich zu Hause einzuschließen. Außerdem kann ein unkontrolliertes Singen, Springen oder Lachen auftreten. In extremen Fällen laufen die Betroffenen ohne Kleidung herum. Auch schwere Angstzustände oder übertrieben positive Stimmungen und Hyperaktivität sind möglich.

Die Verbindung des Magens mit Träumen

Ist das Magen-Qi schwach, träumt man oft davon, eine große Mahlzeit zu sich zu nehmen.

Häufige Erkrankungen durch Blockaden des Magen-Meridians

Der Magen-Meridian führt vom Kopf über den Brustkorb, den Bauch und die Beinvorderseite bis zur zweiten Zehe. Auf ihm liegen pro Körperseite 45 Akupunkturpunkte.

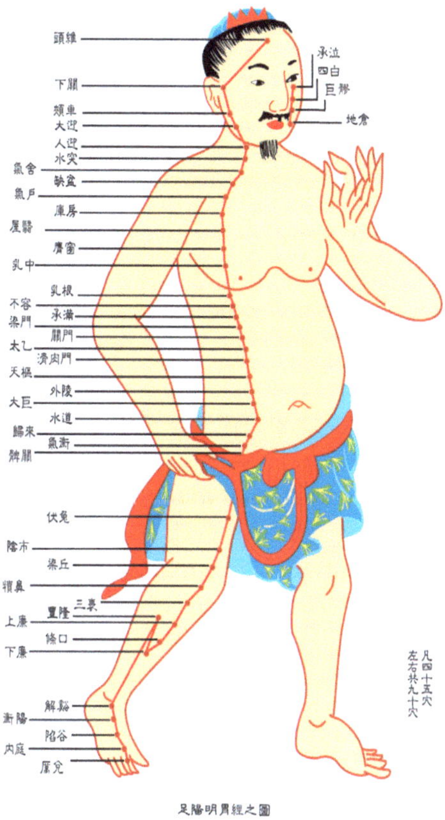

Historische Darstellung des Magen-Meridians

Wenn im Bereich des Magen-Meridians Blockaden auftreten, können gesundheitliche Probleme entstehen, von denen einige nachfolgend aufgeführt sind:

<u>Gähnen</u>

Häufiges Gähnen deutet auf einen kalten Magen und einen Mangel an Magen-Qi hin. Das Gähnen ist ein natürlicher Reflex, der den Magen ausdehnt. Dadurch entspannt sich das Magen-Qi und die Kälte wird ausgeleitet. Nach Ansicht der TCM wird das Nahrungs-Qi durch Magen und Milz gebildet. Dieses Qi wird durch die Bewegung beim Gähnen etwas gestärkt.

<u>Schauergefühl</u>

Manche Menschen überfällt von Zeit zu Zeit ein plötzlicher kurzer Schauer. Das ist ein Hinweis darauf, dass das Magen-Feuer schwach und insgesamt wenig Energie vorhanden ist. Bei einem schwachen Magen-Feuer wird die Substanz von Lebensmitteln und Getränken nicht gut aufgenommen und bearbeitet. In diesem Fall entsteht das beschriebene Schauergefühl.

Graue und dunkle Gesichtsfarbe

Magen und Milz bilden das nachgeburtliche Nahrungs-Qi. Ist diese Funktion schwach und steht nur wenig Nahrungs-Qi zur Verfügung, kann im Herz nur wenig Blut gebildet werden. Eine eingeschränkte Blutbildung spiegelt sich in der Folge in einer grauen und etwas dunkleren Gesichtsfarbe wider.

Zahnschmerzen

Schmerzen an den oberen Zähnen können durch Blockaden des Magen-Meridians entstehen. Ein Teil des Magen-Meridians verläuft durch das Gesicht und tangiert dabei den Bereich des Oberkiefers. Es ist möglich, die beschriebenen Zahnschmerzen über den Akupunkturpunkt Neiting (Magen 44) zu behandeln. Dieser Punkt, der sich auf dem Fußrücken im Auslauf zwischen der zweiten und dritten Zehe befindet, wird dafür durch Akupunktur oder Akupressur aktiviert.

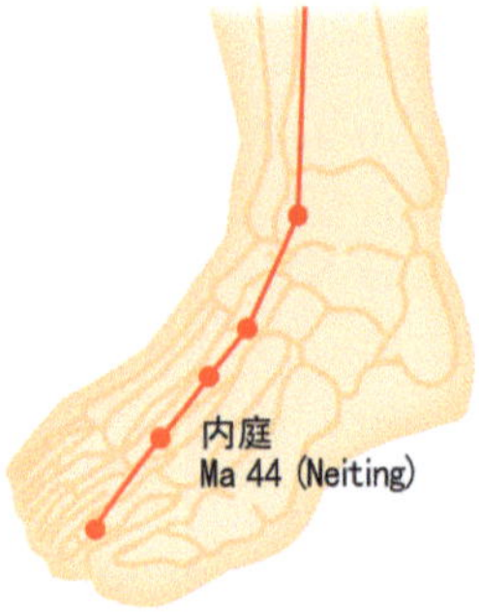

Der Akupunkturpunkt Neiting (Magen 44)

Schiefer Mund und nach außen gewölbte Lippen

Ist das Magen-Feuer zu stark und liegt ein Blut-Mangel vor, wird der Körper nicht ausreichend ernährt. Das Feuer kann auch auf die Lippen überspringen. Mögliche sichtbare Indizien sind ein schiefer Mund oder nach außen gewölbte Lippen. Die Ursache für diese Symptome liegt in Blockaden des Magen-Meridians.

Nasenbluten und Halsschmerzen

Nasenbluten ist ein Zeichen dafür, dass der Magen und die Milz das Blut nicht ausreichend kontrollieren. Der Magen erfüllt die Aufgabe, das Absinken des Qi zu überwachen. Bei einer Blockade des Magen-Meridians ist es möglich, dass das Magen-Qi nicht unten bleibt, sondern aufsteigt. In der Folge entsteht mitunter Nasenbluten. Bei Frauen tritt gemäß der TCM zudem gelegentlich der Fall auf, dass die Menstruation in Disharmonie gerät und das Blut durch die Nase abfließt. Die Ursache hierfür können Erkrankungen des Magens sein. Ist der Magen nicht in der Lage, das Absinken des Qi zu kontrollieren, kommt es über die beschriebenen Symptome hinaus zum Auftreten eines geschwollenen, sehr trockenen Halses und zu Halsschmerzen.

Falten im Gesicht

Bei einem schwachen Magen-Meridian treten bei Frauen ab einem Alter von etwa 35 Jahren erste Falten im Gesicht auf und das Gesicht wirkt insgesamt etwas betagter. Ab diesem Lebensalter werden die Meridiane allmählich schwächer, was sich unter anderem im Gesicht zeigt. Um sich ein junges Äußeres zu bewahren, sollte man den Magen gut pflegen.

Hunger gleich nach der Mahlzeit

Es gibt Menschen, die gleich nach einer Mahlzeit wieder Hunger verspüren. In diesem Fall ist das Magen-Feuer zu stark. Derartige Phänomene treten vor allem bei jungen Menschen auf.

Wasseransammlungen im Körper

Wasseransammlungen im Körper können zum Beispiel zu einem sehr dicken und angeschwollenen Bauch führen. Sie entstehen, wenn die Milz durch zu viel Feuchtigkeit im Körperinneren ihre Umwandlungs- und Transportfunktion nicht mehr richtig ausführt. Magen und Milz gehören zum Element Erde. Bildlich ausgedrückt führt zu viel Wasser dazu, dass die normalerweise trockene Erde immer feuchter und sumpfiger wird. So bilden sich Wasseransammlungen und schließlich Ödeme. Die Ursache liegt darin, dass das Feuer des Magens und der Nieren schwach ist.

Schmerzen und Schwellungen im Kniebereich

Schmerzen und Schwellungen im Kniebereich werden oft von Blockaden des Magens verursacht. Der Magen-Meridian verläuft über die Knie hinweg. Gerade ältere Personen leiden häufig unter Knieproblemen. Nach Ansicht der TCM ist bei ihnen meist auf Grund des Alters die Umwandlungsfunktion von Magen und Milz schwächer geworden. Hinzu kommt, dass ältere Menschen oft spärlicher essen. Dieses sind Ursachen dafür, dass weniger Blut gebildet wird. In Verbindung mit einem Mangel an Bewegung entwickeln sich schließlich leicht Blockaden.

Psychische Erkrankungen

Eine Disharmonie des Magen-Meridians ist eine mögliche Ursache für psychische Erkrankungen. Hier ist zu unterscheiden zwischen den Auswirkungen eines Fülle-Syndroms und eines Mangel-Syndroms. Bei einem Fülle-Syndrom ist man sehr unruhig, bei einem Mangel-Syndrom neigt man zu Depressionen.

Wenn ein Fülle-Syndrom des Magens vorliegt, steigen die Betroffenen gern nach oben und sie lieben es, dabei zu singen. Das Magen-Feuer sowie die Umwandlungs- und Transportfunktionen im Körper sind dann nicht mehr beschränkt und somit zu stark. Die Patienten können nicht ruhig sitzen, sie neigen zu einem übersteigerten Selbstwertgefühl, einer falschen Einschätzung der eigenen Fähigkeiten und einer übertriebenen Euphorie. Es kann geschehen, dass es zu unkontrolliertem Springen, Singen, Tanzen oder dem Ausziehen der Kleidung kommt.

Bei Bestehen eines Mangel-Syndroms des Magens haben die Betroffenen viele Sorgen. Oft kehren sie zudem nach dem Verlassen des Hauses nochmal zurück, um zu überprüfen, ob Herd und Wasser ausgeschaltet sind. Es liegt dann ein Mangel an Nieren-Essenz sowie an Essenz und Qi von Magen und Milz vor, der die Menschen unruhig werden lässt. Diese Symptome sind möglicherweise Vorboten für eine Depression. Hat jemand Angst vor klopfenden Geräuschen, insbesondere, wenn es sich um ein Klopfen auf Holz handelt, ist das ein Indiz für ein Mangel-Syndrom des Magens. Durch ein lautes Klopfen können jedoch auch Krankheiten behandelt werden. So therapierte man in der Vergangenheit in China Kinder, die an einer schwachen Milz litten und gern schliefen, indem man sie mit einer Doppeltrommel spielen ließ. Der Ton der Trommel aktiviert die Kraft des Qi und hält die Kinder wach. Diese Kraft haben in der Vergangenheit auch Soldaten genutzt, die mit Trommeln in den Kampf zogen.

Liegt ein Mangel-Syndrom des Magens vor, hat man nicht viel Selbstvertrauen und bleibt gern für sich allein.

Hinweise zur Gesundheitspflege des Magens

Der Magen gleicht einem Kraftwerk, in dem jene nährenden Substanzen entstehen, die eine unabdingbare Quelle der körperlichen Energie sind. Es ist sehr wichtig, den Magen zu pflegen, damit diese Substanzen in ausreichendem Maße produziert werden. Auch die Stoffwechselprozesse vieler Organe werden auf diese

Weise aktiviert und die Vitalität bleibt bewahrt. Bei der Pflege der Gesundheit des Magens geben die folgenden Ratschläge gute Unterstützung:

Frühstücken Sie wie ein Kaiser

Selbst im Schlaf verbrauchen wir Energie, die sich durch ein gutes Frühstück jedoch wieder ersetzen lässt. Der Körper erhält dadurch eine wichtige Basis für den ganzen Tag. Günstig ist es, das Frühstück zwischen 7:00 und 9:00 Uhr einzunehmen. In dieser Zeit ist der Magen-Meridian in besonderer Weise aktiv und gut in der Lage, die aufgenommene Nahrung zu verarbeiten. Zudem herrscht gemäß der chinesischen Philosophie während dieser Morgenstunden bereits das Yang vor. Der menschliche Körper benötigt zum Ausgleich das Yin, welches ihm in Form der Nahrung zugeführt wird. Auf Grund des am Vormittag sehr starken Yang wird man normalerweise nicht zunehmen, sogar wenn das Frühstück etwas reichhaltiger ausfällt. Auch der Qualität der Nahrungsmittel sollte besondere Beachtung geschenkt werden. Gut ist ein warmes Frühstück und eine ausreichende Flüssigkeitsaufnahme. Zurückhaltend sollte man hingegen mit trockenen Lebensmitteln wie zum Beispiel mit Keksen sein.

Wenn man nicht oder erst später frühstückt, sondert der Magen in der angegebenen Zeit dennoch viel Magensäure ab, was nach und nach die Magenschleimhäute schädigen und Verdauungsprobleme nach sich ziehen kann. Es ist daher gut, regelmäßig und zur richtigen Zeit zu frühstücken. Die westliche Medizin bestätigt die Erfahrungen der TCM, dass bei einem Auslassen des Frühstücks unter anderem Müdigkeit, Kopfschmerzen und Unwohlsein im Magen auftreten können. Wenn man oft nicht frühstückt, entstehen zudem leicht Gallensteine und es treten vorzeitige Alterungserscheinungen wie Falten und trockene Haut auf.

Speisen Sie zu Mittag wie ein König

Die klassische Zeit für das Mittagessen liegt zwischen 11:00 und 13:00 Uhr. Nach dieser Zeit, nämlich zwischen 13:00 und 15:00 Uhr, ist der Dünndarm-Meridian in besonderer Weise aktiv. Er hilft, die aufgenommene Nahrung gut zu verdauen. Auch das Mittagsmahl darf ruhig etwas reichlicher ausfallen. Es sollte ebenfalls warm sein sowie aus nahrhaften und zugleich wohlschmeckenden Zutaten bestehen. Eine zu üppige Nahrungsaufnahme sollte jedoch vermieden werden, da die für die Aktivitäten des Nachmittags erforderliche Energie sonst gebunden ist.

Essen Sie am Abend wie ein Bettelmann

Das Abendessen sollte man etwa um 19:00 Uhr einnehmen. Empfehlenswert sind vor allem warme und leichte Speisen. Zudem ist es für einen erholsamen Schlaf ratsam, nicht zu viel zu essen und zu trinken, damit Magen und Milz wenig Arbeit haben. Isst man am Abend häufig zu viel, kann das eine ungewollte Gewichtszunahme zur Folge haben.

Ein allgemeines Prinzip der TCM besagt, dass bei allen Mahlzeiten auf das „richtige Maß" geachtet werden sollte. Es wird empfohlen, sich beim Frühstück und beim Mittag jeweils nur zu etwa 70-80% satt zu essen und es am Abend sogar bei 70% zu belassen.

Der Dünndarm: Der Finanzbeamte, der für das Empfangen, Gefüllt-Werden und Umwandeln zuständig ist

Die Nahrungsmittel und Getränke, die wir zu uns nehmen, werden nach der Bearbeitung und Umwandlung in Magen und Milz vom Dünndarm empfangen. Dort werden sie in einen „reinen" und einen „unreinen" Anteil aufgetrennt. Der Dünndarm gilt in der TCM als „Finanzbeamter, der für das Empfangen, Gefüllt-Werden und Umwandeln zuständig ist". Ihm obliegt die Aufgabe, aus den vielen Einnahmen, die er erhält, eine feine Essenz bzw. Flüssigkeit zu gewinnen.

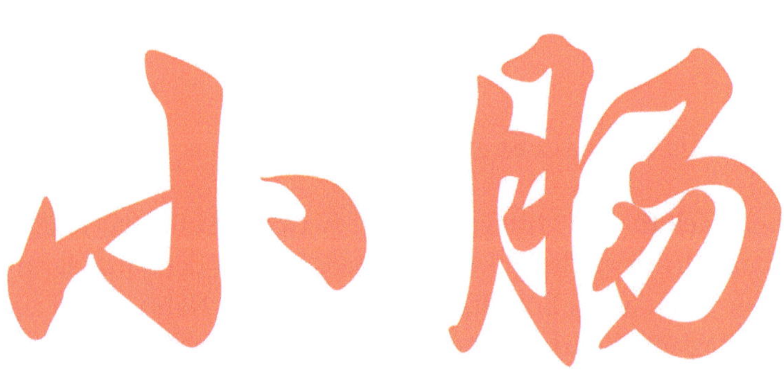

Das chinesische Schriftzeichen für „Dünndarm"

Der Dünndarm kontrolliert das Empfangen und Umwandeln

Nach Ansicht der TCM bestehen die Hauptaufgaben des Dünndarms darin, zu empfangen und umzuwandeln. Das verdeutlicht die nachfolgend dargestellte historische Form des chinesischen Schriftzeichens „Hua", das eine „vollständige Veränderung" symbolisiert.

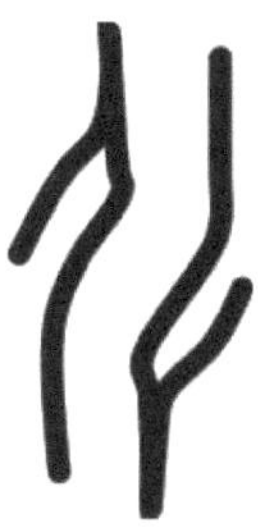

Das chinesische Schriftzeichen für „Veränderung"

Die Darstellung zeigt auf der linken Seite einen Menschen. Auf der rechten Seite ist ebenfalls ein Mensch dargestellt, der allerdings auf dem Kopf steht. Das Zeichen zeigt somit, dass sich ein Mensch vollständig verändern kann und es versinnbildlicht insgesamt „Veränderung".

Die bereits von Magen und Milz vorbearbeitete und umgewandelte Nahrung wird im Dünndarm weiter bearbeitet. Hier erfolgt die Auftrennung in einen reinen und einen unreinen Teil. Der reine Teil ist eine feine Flüssigkeit. Er wird als Kern von Qi und Blut angesehen und von der Milz in alle Bereiche des Körpers transportiert, um das Gewebe zu ernähren. Der unreine Teil wird an den Dickdarm und die Blase weitergegeben, von wo aus er in Form von Stuhl bzw. Harn ausgeschieden wird.

Der Dünndarm ist zuständig für die Trennung der Flüssigkeiten

Es lohnt sich, die Aufgabe des Dünndarms, die Trennung der Flüssigkeiten zu kontrollieren, etwas genauer zu betrachten. Wie beschrieben erhält der Dünndarm vom Magen sogenannte „unreine" Flüssigkeiten, die er weiter in einen reinen (klaren) und einen unreinen (trüben) Anteil auftrennt. Der reine Anteil wird in Form von Harn in die Blase geleitet und der unreine Anteil gelangt in den Dickdarm, wo er zu einem Teil resorbiert und zum anderen Teil mit dem Stuhl ausgeschieden wird.

Die Funktionen des Dünndarms sind somit eng mit der Blase verbunden und der Dünndarm ist in der Lage, die Ausscheidung des Harns zu beeinflussen. Auch der Gesundheitszustand des Dünndarms wirkt sich auf die Harnausscheidung aus. So kann es beispielsweise zu übermäßigem oder spärlichem Harnfluss kommen, wenn der Dünndarm unter Kälte oder Hitze leidet.

In der chinesischen Tradition steht der Dünndarm für einen „freien Weg“ oder einen „freien Durchgang“. Dieser „freie Durchgang“ ist wieder mit dem Finanzbeamten vergleichbar, der durch die Steuern viele Mittel empfängt, die Essenz aus ihnen gewinnt und sie an die Staatskasse weitergibt. Die Staatskasse wird in diesem Bild durch die Nieren repräsentiert, die dafür zuständig sind, die erhaltene Essenz im ganzen Körper zu verteilen.

Die Fähigkeit des Dünndarms zu empfangen und umzuwandeln, wird durch die Nieren beeinflusst. So wird die Aufspaltung der Flüssigkeiten durch das Nieren-Yang kontrolliert, das für diesen Prozess Qi und Hitze zur Verfügung stellt.

Die Beziehung zwischen Dünndarm und Herz

Der Dünndarm und das Herz sind durch eine Innen-Außen-Beziehung miteinander verbunden, wobei das „Innen“ dem Herz und das „Außen“ dem Dünndarm entspricht.

Das Herz beherbergt den Haupt-Geist (Shen), der neben den psychischen Aktivitäten den emotionellen Zustand kontrolliert. Alle unsere geistigen Aktivitäten sind davon abhängig, dass man die jeweilige Lebenssituation klar zu beurteilen vermag. Diese Urteilsfähigkeit entstammt wiederum dem Dünndarm. Umgekehrt ist die Fähigkeit zu einem klaren Urteilsvermögen davon abhängig, in welchem emotionellen und geistigen Gesamtzustand man sich gerade befindet.

Der geistige Aspekt des Dünndarms

Der Dünndarm beeinflusst die geistige Klarheit und das Urteilsvermögen. Er unterstützt uns in allen Lebenslagen, die wesentlichen Aspekte einer Situation zu erfassen, zu unterscheiden und die bestehenden Optionen miteinander zu vergleichen und abzuwägen. Auf dieser Basis können schließlich gute Entscheidungen herbeigeführt werden. Den Mut, diese Entscheidungen dann tatsächlich zu fällen, liefert wiederum die Gallenblase. In Bezug auf eine Entscheidung sind die Rollen von Dünndarm und Gallenblase also eng verbunden. Ist der Dünndarm schwach, ist man nicht in der Lage, die vorliegenden Möglichkeiten im Hinblick auf eine Entscheidung richtig zu bewerten. Ist die Gallenblase schwach, fehlt es an Mut, eine Entscheidung zu treffen.

Die Verbindung des Dünndarms mit Träumen

Ein Befall des Darms mit kurzen Parasiten, so heißt es in der TCM, kann zu Träumen von Menschenmengen führen. Ist der Darm mit langen Parasiten befallen, entstehen oft Träume von Kämpfen und gegenseitiger Zerstörung.

Bei einer Schwäche des Dünndarms träumt man von Ansiedlungen und von großen Städten.

Häufige Erkrankungen durch Blockaden des Dünndarm-Meridians

Der Dünndarm-Meridian führt vom kleinen Finger über die Außenseite des Armes, den Hals und die Wange bis zum Ohr. Auf ihm liegen pro Körperseite 19 Akupunkturpunkte.

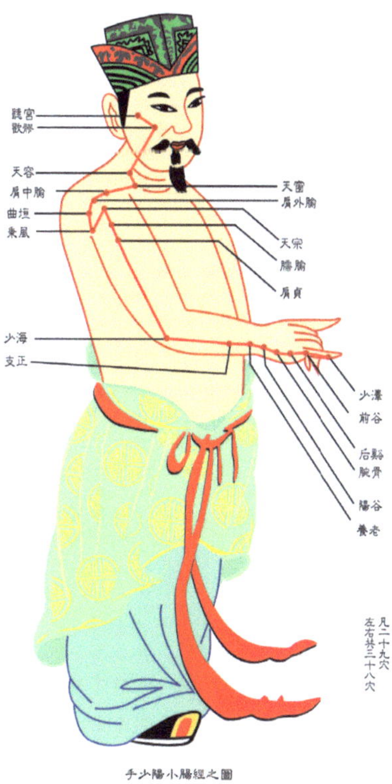

Historische Darstellung des Dünndarm-Meridians

Wenn im Bereich des Dünndarm-Meridians Blockaden auftreten, können gesundheitliche Probleme entstehen, von denen die häufigsten nachfolgend aufgeführt sind:

<u>Taubheitsgefühl der Ohren</u>

Der Dünndarm-Meridian verläuft in der Nähe der Ohren. Krankheitssymptome an den Ohren stehen daher oft in Zusammenhang mit dem Dünndarm-Meridian.

<u>Flecken im Bereich der Wangenknochen</u>

Der Dünndarm-Meridian verläuft auch über die Wange. Wenn die Funktion des Dünndarms zu empfangen und umzuwandeln schwach ist und sich Gift im Inneren des Körpers sammelt, erscheinen mitunter schmetterlingsförmige Flecken im Bereich der Wangenknochen. Diese Flecken lassen sich mit Cremes oder Salben nicht vollständig entfernen. Sie verschwinden jedoch in der Regel, wenn man die inneren Organe stabilisiert und die Blockaden im Dünndarm-Meridian auflöst.

Gelbe Augen und Schwellung im Bereich der Wangen

Wenn die Umwandlungsfunktion des Dünndarms sehr schwach ist, können gelbe Augen und eine Schwellung im Bereich der Wangen erscheinen.

Halsschmerzen, Schwellungen am Hals und Probleme, den Kopf zu drehen

Der Verlauf des Dünndarm-Meridians führt über den seitlichen Hals. Treten pathologische Veränderungen des Dünndarm-Meridians auf, wirkt sich das daher auch durch Halsschmerzen sowie durch Schwellungen im Bereich des seitlichen Halses und im unteren Kieferbereich aus. Es ist zudem möglich, dass sich der Kopf nur noch eingeschränkt drehen lässt.

Ein zu großer Bauch

Ein zu großer Bauch kann ein Indiz dafür sein, dass die Funktion des Empfangens und Umwandelns des Dünndarms schwach ist.

Hinweise zur Gesundheitspflege des Dünndarms

Im Alltag wird meist große Aufmerksamkeit auf die Gesundheit von Organen wie Herz oder Magen gerichtet und grundsätzlich befasst man sich vorzugsweise mit den fünf Zang-Organen. Der Darm wird oft vergessen, doch man erinnert sich an ihn, wenn Durchfall oder Bauchschmerzen auftreten. Die nachfolgenden Tipps dienen der Pflege der Gesundheit des Dünndarms:

Essen und trinken Sie gesund und maßvoll

Man sollte grundsätzlich regelmäßig, gesund und maßvoll essen. Wird daraus eine Lebensgewohnheit, werden die Funktionen des Dünndarms gut bewahrt. Unregelmäßiges und übermäßiges Essen schadet dem Dünndarm. Besonders Personen im mittleren und höheren Alter sollten diesbezüglich Vorsicht walten lassen.

Reduzieren Sie den Genuss von Alkohol und Kaffee

Der Konsum von Alkohol beeinflusst die Bewegung im Darm negativ und Menschen, die von Bauchschmerzen oder einer Schwellung des Bauches betroffen sind, kann Alkohol besonders schaden. Ein übertriebener Alkoholkonsum greift die Darmschleimhaut an und schwächt dort das Immunsystem. Dadurch entsteht beispielsweise Durchfall. Den Konsum von Kaffee sollte man ebenfalls in Maßen halten, da auch er Magen und Darm oft negativ beeinflusst. Bei einer bestehenden Schwäche des Darms reagiert man möglicherweise sehr empfindlich. Der Genuss von Kaffee sollte dann reduziert oder ganz eingestellt werden.

Essen Sie leichte, wenig bearbeitete Speisen und wenig Fett

Um den Dünndarm zu pflegen und sich auf diese Weise Gutes zu tun, sollte man vorzugsweise leichte, gesunde und möglichst naturbelassene Nahrung zu sich nehmen. Lebensmittel, die sehr fettig oder intensiv bearbeitet worden sind, führen schnell zu Verstopfung.

Der Dickdarm: Der Beamte, der für die Regelung des Verkehrs und des Transportes sowie für die Weitergabe und Ableitung zuständig ist

Die Hauptfunktion des Dickdarms besteht darin, die aus dem Dünndarm empfangenen „unreinen" Anteile der verdauten Nahrung aufzunehmen, sie in Stuhl umzuwandeln und diesen Stuhl nach Resorption eines Teils der Flüssigkeit weiterzuleiten und auszuscheiden. Aus diesem Grund bezeichnet man den Dickdarm in der TCM als den „Beamten, der für die Regelung des Verkehrs und des Transportes sowie für die Weitergabe und Ableitung zuständig ist".

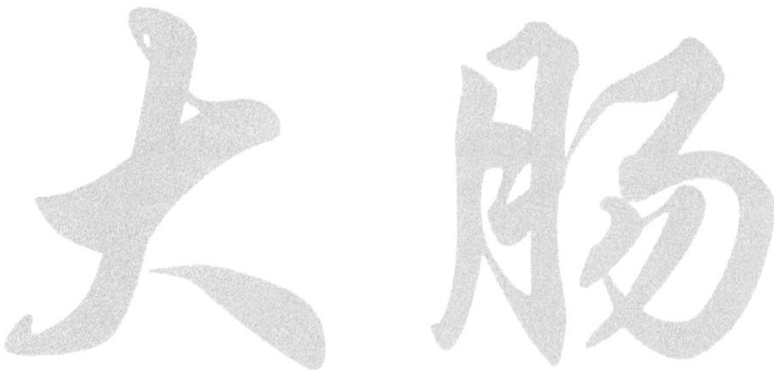

Das chinesische Schriftzeichen für „Dickdarm"

Der Dickdarm kontrolliert die Weitergabe und Ableitung und resorbiert Flüssigkeiten

Der Dickdarm nimmt, wie beschrieben, die verdaute Nahrung vom Dünndarm auf und sorgt dafür, dass sie in Stuhl umgewandelt wird. Darüber hinaus leitet er den Stuhl zur Ausscheidung weiter nach unten. Im Rahmen dieses Prozesses resorbiert der Dickdarm Flüssigkeiten aus dem Stuhl, die in der TCM als Jin-Flüssigkeiten bezeichnet werden und denen eine wichtige Rolle, unter anderem bei der Flüssighaltung des Blutes, zukommt. Der Dickdarm ist somit auch für die innere Sekretion zuständig. In Bezug auf die Flüssigkeitsmenge im Stuhl stellt er ein genaues Gleichgewicht her: Wird zu viel Flüssigkeit aus dem Stuhl aufgenommen, ist der Stuhl zu trocken, was zu Verstopfung führt. Wird hingegen zu wenig Flüssigkeit aufgenommen, kann Durchfall auftreten.

Die Beziehung zwischen Dickdarm und Lunge

Dickdarm und Lunge stehen in einer Innen-Außen-Beziehung zueinander. Hierbei repräsentiert der Dickdarm das Äußere und die Lunge das Innere. Die enge Verbindung zwischen Dickdarm und Lunge spiegelt sich in den Körperfunktionen wider. Beispielsweise sorgt das absteigende Lungen-Qi dafür, dass der Dickdarm den Stuhl ausleiten kann. Ist das Lungen-Qi geschwächt, äußert sich das nicht selten in einer Verstopfung. Das ist häufig bei älteren Personen mit geschwächtem Lungen-Qi zu beobachten. Umgekehrt wirken sich die Funktionen des Dickdarms auf die Lunge aus: Liegt eine Verstopfung vor, wird durch den Stau des Stuhls im Dickdarm die Funktion der Lunge, das Qi absinken zu lassen, gestört, was häufig zu Atembeschwerden führt.

Nach Ansicht der TCM kontrolliert die Lunge die Haut. Da der Dickdarm die Lunge beeinflusst, stehen auch Dickdarm und Haut in einer Beziehung zueinander. Diese Beziehung äußert sich in den folgenden Beobachtungen, die im Besonderen für die Haut im Bereich des Bauches gelten: Eine dicke Haut korrespondiert mit einem dicken Dickdarm und eine dünne Haut mit einem dünnen Dickdarm. Eine schlaffe Haut ist ein Indiz dafür, dass der Dickdarm lang und groß ist, eine straff gespannte Haut zeigt an, dass der Dickdarm straff und kurz ist. Ist die Haut glatt, ist das ein Zeichen für einen geraden Dickdarm. Lassen sich beim Abtasten Haut und Muskulatur nicht trennen, ist der Dickdarm gewunden.

Der geistige Aspekt des Dickdarms

Der Dickdarm beeinflusst die Fähigkeit loszulassen und seine Gedanken nicht übermäßig auf die Vergangenheit zu fokussieren. Aus diesem Grund können das Loslassen oder die Beruhigung des Geistes durch die Aktivierung bestimmter Akupunkturpunkte auf dem Dickdarm-Meridian unterstützt werden.

Die Verbindung des Dickdarms mit Träumen

Ist der Dickdarm schwach, können Träume von weiten Feldern und Ackerland auftreten.

Häufige Erkrankungen durch Blockaden des Dickdarm-Meridians

Der Dickdarm-Meridian führt vom Zeigefinger über den Außenarm, den Hals und das Gesicht bis zum unteren Ende des Nasenflügels. Auf ihm liegen pro Körperseite 20 Akupunkturpunkte.

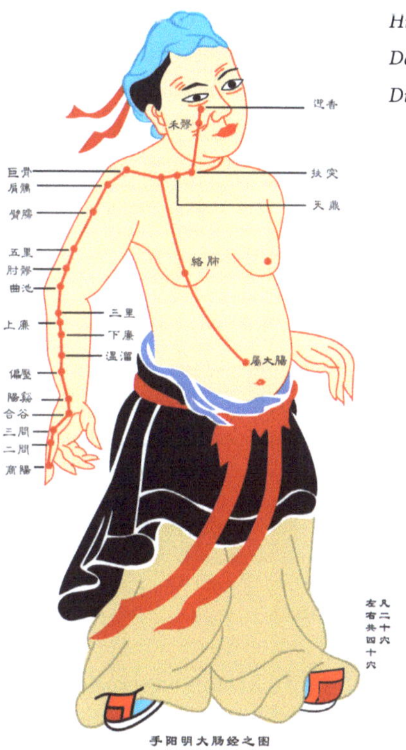

Historische Darstellung des Dickdarm-Meridians

Wenn im Bereich des Dickdarm-Meridians Blockaden auftreten, können gesundheitliche Probleme entstehen, von denen die häufigsten nachfolgend aufgeführt sind:

Schmerzen der unteren Zähne

Der Dickdarm-Meridian verläuft unter anderem im Bereich der unteren Zahnreihe. Daher rufen pathologische Veränderungen des Dickdarm-Meridians nicht selten Schmerzen an den unteren Zähnen hervor. Diese Schmerzen können durch Akupunkturpunkte des Dickdarm-Meridians behandelt werden, so zum Beispiel durch den Punkt Hegu (Dickdarm 4). Schmerzen im Bereich der oberen Zähne hingegen werden oft durch den Magen-Meridian hervorgerufen und über diesen behandelt.

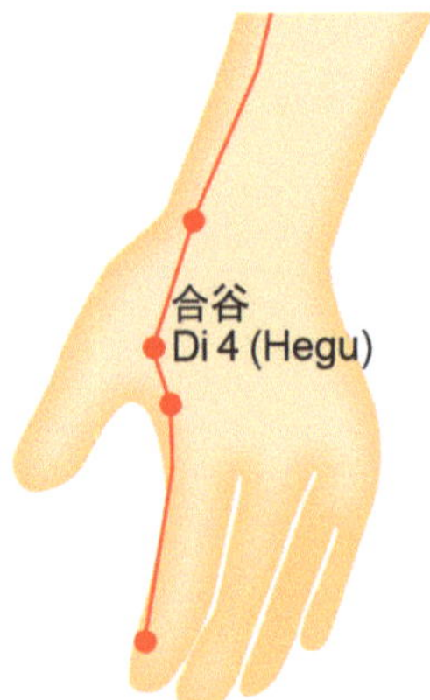

Der Akupunkturpunkt Hegu (Dickdarm 4)

Schwellungen und Dickwerden des vorderen Halsbereiches

Ein Teil des Dickdarm-Meridians verläuft im Halsbereich. Blockaden oder pathologische Veränderungen des Dickdarm-Meridians können sich daher in Form von Schwellungen oder durch ein Dickwerden des vorderen Halsbereiches bemerkbar machen.

Schmerzen der Arme

Der Dickdarm-Meridian beginnt am Zeigefinger und verläuft entlang der Außenseite des Armes nach oben. Treten Schmerzen in diesem Bereich des Armes auf oder lässt sich der Zeigefinger nicht mehr flexibel bewegen, liegen möglicherweise Blockaden oder pathologische Veränderungen des Dickdarm-Meridians vor.

Hinweise zur Gesundheitspflege des Dickdarms

Das gesamte Darmsystem ist nach Ansicht der TCM von wesentlicher Bedeutung für die Gesundheit. Der Darm ist nicht nur das größte Organ im Verdauungsbereich, er ist auch das größte Organ zur Entgiftung des Körpers und spielt eine bedeutende Rolle für das Immunsystem. Daher sollte man der Pflege des Darms genügend Aufmerksamkeit schenken. Dazu dienen die folgenden Ratschläge:

Trinken Sie regelmäßig und ausreichend Wasser

Durch eine regelmäßige und ausreichende Wasseraufnahme werden die Funktionen des Darms unterstützt.

Achten Sie darauf, regelmäßig Stuhl auszuleiten

Der Stuhl enthält jene Substanzen, für die der Körper keine weitere Verwendung hat. Man sollte ihn daher nicht zurückhalten, sondern in natürlicher Weise möglichst regelmäßig ausleiten.

Ernähren Sie sich gesund

Zur Pflege des Dickdarms sollte man sich gesund ernähren, ausreichend frisches Obst und Gemüse essen und den häufigen Verzehr stark gewürzter Speisen vermeiden.

Gehen Sie früh zu Bett

Es ist gut, früh ins Bett zu gehen und ausreichend zu schlafen, um dem Darm genügend Zeit zur Erholung zu geben.

Vorsicht beim Einsatz von Cortison und Antibiotika

Um den Darm zu schonen, sollte man bei der Behandlung von Krankheiten möglichst selten Cortison oder Antibiotika einsetzen bzw. deren Anwendung möglichst ganz vermeiden.

Bewahren Sie harmonische Gedanken und gute Laune

Schlechte Laune beeinflusst das Nervensystem des Dickdarms in negativer Weise. Die Funktionen des Dickdarms werden blockiert und in der Folge treten oft

Bauchschmerzen und Unwohlsein auf. Harmonische Gedanken und gute Laune beeinflussen das Nervensystem des Dickdarms hingegen positiv und dienen der Pflege dieses Organs. Es ist daher gut, stets seine Gedanken zu kontrollieren und zu harmonisieren.

Der Dreifache Erwärmer: Der Beamte, der für die Bewässerung zuständig ist und die Wasserwege kontrolliert

Der Dreifache Erwärmer nimmt nach Ansicht der TCM unter den sechs Fu-Organen eine besondere Rolle ein. Er ist kein Organ im eigentlichen Sinn, sondern stellt vielmehr ein System von Hohlräumen im Körper dar, das unter anderem die Brusthöhle, die Bauchhöhle und die Beckenhöhle umfasst. Wie ein Netz umhüllt der Dreifache Erwärmer die in diesen Bereichen liegenden inneren Organe und verbindet sie zugleich miteinander. Speziell im Bereich der Bauchhöhle sind zudem Membranen und mit ihnen einhergehend Faszien von großer Wichtigkeit. Auch sie umhüllen und verbinden die Organe und halten sie an ihrem Platz. Der Dreifache Erwärmer wiederum ist für die Qi-Bewegungen zwischen den jeweils von Membranen umschlossenen Bereichen verantwortlich.

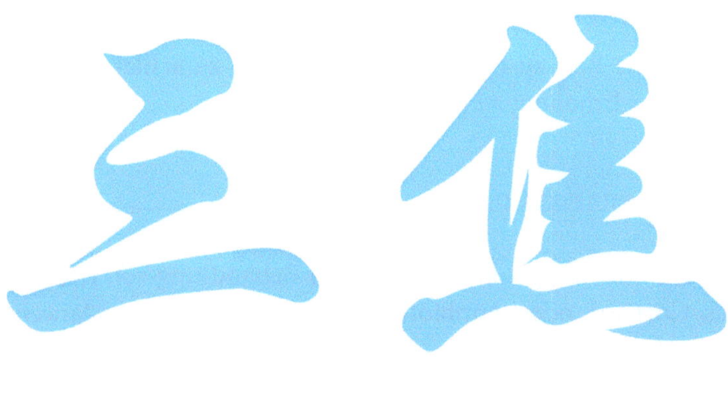

Das chinesische Schriftzeichen für „Dreifacher Erwärmer“

Der Dreifache Erwärmer wird in drei Bereiche unterteilt. Der Obere Erwärmer umfasst den Körperbereich, der oberhalb des Zwerchfells liegt. Zu ihm gehören damit Lunge, Herz und Perikard. Der Mittlere Erwärmer befindet sich im Bereich zwischen Zwerchfell und Bauchnabel. Ihm werden die Organe Magen, Milz und Gallenblase zugeordnet. Der Untere Erwärmer umfasst den Körperbereich unterhalb des Bauchnabels. Zu ihm zählen die Nieren und die Blase sowie der Dünndarm und der Dickdarm. Auf Grund ihrer Funktionen wird auch die Leber dem Unteren Erwärmer zugeordnet, wenngleich sie anatomisch betrachtet im Bereich des Mittleren Erwärmers liegt.

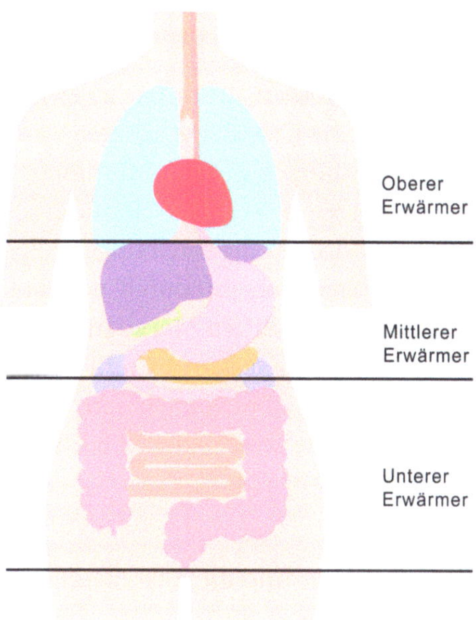

Die Bereiche des Dreifachen Erwärmers

Die einzelnen Bereiche des Dreifachen Erwärmers stehen mit jeweils unterschiedlichen Arten von Qi in Beziehung. Der Obere Erwärmer ist demnach eng mit dem Sammel-Qi (Zong-Qi) verbunden, zu dessen Aufgaben es unter anderem gehört, die Lunge und das Herz zu unterstützen. Der Mittlere Erwärmer steht mit dem Nähr-Qi (Ying-Qi) in Verbindung, das wiederum eng mit dem Blut verbunden ist und die inneren Organe nährt. Der untere Erwärmer ist mit dem Ursprungs-Qi (Yuan-Qi) verbunden, das als jene treibende Kraft gilt, die die Aktivität aller Organe weckt und aufrecht erhält.

Auch in Bezug auf seine vielfältigen Aufgaben lässt sich der Dreifache Erwärmer in drei Bereiche einteilen. So setzt der Obere Erwärmer Abwehr-Qi frei, das eine wesentliche Rolle beim Erhalt der Gesundheit spielt. Der Mittlere Erwärmer setzt Nähr-Qi frei, indem er es zu allen Organen leitet. Der Untere Erwärmer setzt unbrauchbare Flüssigkeiten frei, indem er sie zur Blase führt.

Daraus abgeleitet lässt sich hinsichtlich wichtiger Körperflüssigkeiten erneut eine dreiteilige Gliederung des Dreifachen Erwärmers vornehmen. Dabei kann der Obere Erwärmer mit einem Nebel verglichen werden. Ihm kommt der wichtige

Vorgang des Verteilens von Flüssigkeiten durch die Lunge zu. Bildlich ausgedrückt werden diese Flüssigkeiten wie ein sehr feiner Nebel im Zwischenraum von Haut und Muskulatur über den gesamten Körper verteilt. Der Mittlere Erwärmer wird oft mit einer Gärkammer verglichen. In ihm spielen die Magenflüssigkeiten eine entscheidende Rolle, die dazu beitragen, dass die aufgenommene Nahrung fermentiert wird. Der untere Erwärmer ist mit einem Graben vergleichbar. Er ist für die Trennung von Nahrungsessenzen in einen reinen und einen unreinen Teil zuständig sowie für die Ausscheidung der unreinen Teile einschließlich der Abgabe von Harn.

Der Dreifache Erwärmer aktiviert das Ursprungs-Qi

Das Ursprungs-Qi gilt gemäß der TCM als treibende Kraft, die ihren Sitz zwischen beiden Nieren hat. Es ist vereinfacht ausgedrückt die Grundlage unserer Vitalität und hat somit maßgeblichen Einfluss auf die Gesundheit. Zu den Funktionen des Ursprungs-Qi zählt unter anderem das Unterstützen der Qi-Umwandlung sowie die Umwandlung von Nahrungs-Qi in Blut. Klassischen Beschreibungen folgend geht das Ursprungs-Qi durch den Dreifachen Erwärmer hindurch und breitet sich über die inneren Organe und die mit ihnen verbundenen Meridiane aus. Die Beziehung zwischen Ursprungs-Qi und Dreifachem Erwärmer ist sehr eng: Erst durch den Dreifachen Erwärmer wird das Ursprungs-Qi in Gang gesetzt, so dass es schließlich, bezogen auf die einzelnen Organe, seine verschiedenen Funktionen ausführen kann.

Der dreifache Erwärmer kontrolliert die Wasserwege und die Ausscheidung von Flüssigkeiten

Der Dreifache Erwärmer ist dafür zuständig, den Transport, die Umwandlung und die Ausscheidung von Flüssigkeiten zu kontrollieren. Aus diesem Grund wird er auch als Beamter bezeichnet, der für die Bewässerung zuständig ist und der die Wasserwege kontrolliert. Der Dreifache Erwärmer sorgt dafür, dass die Körperflüssigkeiten ungehindert und auf die richtige Art und Weise fließen können. Im alten China gab es zur Bewässerung der Felder sowie zum Transport mit Booten Systeme aus Kanälen und Wasserläufen. Waren diese Wasserwege offen, konnten die Pflanzen auf allen Feldern gut gedeihen und es war möglich, Dinge einfach und schnell zu transportieren. Im Körperinneren bildet der Dreifache Erwärmer ein ganz ähnliches System von Transportwegen. Ist dieses System frei, bleibt gewährleistet, dass die Körperflüssigkeiten richtig transportiert, umgewandelt und ausgeschieden werden.

Darüber hinaus bildet der Dreifache Erwärmer eine Verbindung zwischen den Zang- und den Fu-Organen. Er verknüpft sie wie ein Netz miteinander und ermöglicht so, dass sie fein aufeinander abgestimmt ihre jeweiligen Funktionen ausüben können. Die Organe sind von Membranen aus Gewebe umhüllt sowie von Bindegewebe und Sehnen umgeben. Dadurch wird zum einen die Verbindung zu anderen Organen hergestellt und zum anderen dafür gesorgt, dass die Organe an ihrer Position bleiben. Der Dreifache Erwärmer ist dafür zuständig, den Transport und das Durchdringen des Qi durch diese Membranschichten zu gewährleisten und die Meridiane zu kontrollieren. Sind die Membranschichten durchlässig, verbinden sich die Bestandteile des Körpers gut miteinander.

Eine weitere Aufgabe des Dreifachen Erwärmers liegt darin, den Ausgleich zwischen Innen und Außen sowie zwischen Oben und Unten zu regulieren und dafür zu sorgen, dass auch hier die entsprechenden Verbindungen immer durchlässig sind. Qi und Körperflüssigkeiten können so ungehindert fließen. Der Dreifache Erwärmer spielt somit eine große Rolle für die physiologischen und pathologischen Prozesse im Körper. Ist das System aus Verbindungen zwischen den Körperteilen und Organen blockiert, werden die Funktionen der Organe beeinträchtigt und es entstehen leicht Krankheiten. Für die Gesundheit ist es daher wichtig, den Dreifachen Erwärmer stets frei zu halten.

Der Dreifache Erwärmer sorgt dafür, dass die Körpertemperatur immer gleich bleibt

Nach Ansicht des „Klassikers des Gelben Kaisers zur Inneren Medizin“ gehört der Dreifacher-Erwärmer-Meridian, der seinen Ausgangspunkt an der Außenseite des Ringfingers hat, zum Shao-Yang der Hand. Shao Yang bedeutet hier „kleines Feuer“. Über dieses „kleine Feuer“ lässt sich eine Brücke zum chinesischen Schriftzeichen für den Begriff „Erwärmer“ bauen, das nachfolgend dargestellt ist.

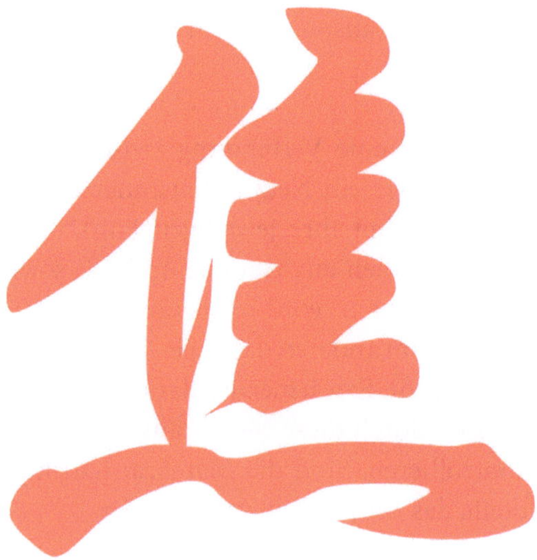

Das chinesische Schriftzeichen für „Erwärmer“

Der untere Teil des Schriftzeichens steht für „Feuer“, der obere für „kleiner Vogel“. Wenn man in der Vergangenheit einen kleinen Vogel braten wollte, benötigte man ein kleines Feuer, welches nicht zu groß werden durfte, damit der Vogel nicht verbrannte.

Überträgt man diesen Gedanken auf den menschlichen Körper, darf auch er nicht zu viel Feuer haben, da das der Gesundheit schaden würde. Man benötigt zur Gesunderhaltung also bildlich betrachtet ebenfalls nur ein kleines Feuer. Daher besteht eine zusätzliche Aufgabe des Dreifachen Erwärmers darin, die Körpertemperatur konstant zu halten.

Die Beziehung des Dreifachen Erwärmers zum Perikard

Der Dreifache Erwärmer ist über eine Innen-Außen-Beziehung mit dem Perikard verbunden. Dabei repräsentiert der Dreifache Erwärmer das Äußere und gehört zum Yang, während das Perikard dem Inneren und dem Yin zugeordnet ist. Der Dreifache-Erwärmer-Meridian und der Perikard-Meridian beeinflussen beide den psychisch-emotionellen Zustand. Sie kontrollieren außerdem die Fähigkeit, mit der Umgebung in Kontakt zu treten. Ein unruhiger Geist und aufsteigende Hitze können durch Akupunkturpunkte auf beiden Meridianen harmonisiert werden.

In der TCM wird das Perikard in der Mitte des Brustkorbes als Palast gesehen, in dem nur das Herz wohnen darf. Dieser Palast wird dem Yin zugeordnet, er befindet sich innen. Der Dreifache Erwärmer, der die Hohlräume im Inneren des Körpers umfasst, ist im Vergleich dazu wie eine Hauptstadt, in der sowohl der Kaiser als auch die Minister leben dürfen. Diese Hauptstadt befindet sich außen und wird dem Yang zugeordnet.

Der geistige Aspekt des Dreifachen Erwärmers

Der Dreifache Erwärmer wird in der chinesischen Tradition sowohl dem Element Feuer als auch dem Element Holz zugeordnet. Er unterstützt den Geist (Shen) und die Wanderseelen (Hun) dabei, Beziehungen zu knüpfen und sie zu unterhalten. Der Dreifache Erwärmer sorgt zudem für ein Gleichgewicht zwischen der Fähigkeit, Beziehungen zu anderen Menschen aufzunehmen und der Fähigkeit, im Inneren mit sich selbst in Kontakt zu treten.

Auf Grund seiner Verbindung zum Element Holz hat der Dreifache Erwärmer einen ähnlichen Einfluss auf die Emotionen wie die Leber. Er ist dafür zuständig, dass sich die Emotionen offenbaren und nicht zurückgehalten oder unterdrückt werden. Er kontrolliert auf der psychischen Ebene den reibungslosen Fluss und Austausch des Qi zwischen Geist (Shen) und Wanderseelen (Hun). So wird vermieden, dass Blockaden des Qi entstehen oder Emotionen sich verfestigen und in lang anhaltende Stimmungen umschlagen.

Die Verbindung des Dreifachen Erwärmers mit Träumen

Träumt man vom Fliegen, kann das ein Hinweis auf ein Mangel-Syndrom im Unteren Erwärmer sein. Träume, in denen man fällt, weisen auf ein Fülle-Syndrom im Unteren Erwärmer hin.

Häufige Erkrankungen durch Blockaden des Dreifacher-Erwärmer-Meridians

Der Dreifacher-Erwärmer-Meridian verläuft vom Ringfinger über die Außenseite des Armes, den Hals und den Ohrenbereich bis zum äußeren Ende der Augenbraue. Auf ihm liegen pro Körperseite 23 Akupunkturpunkte.

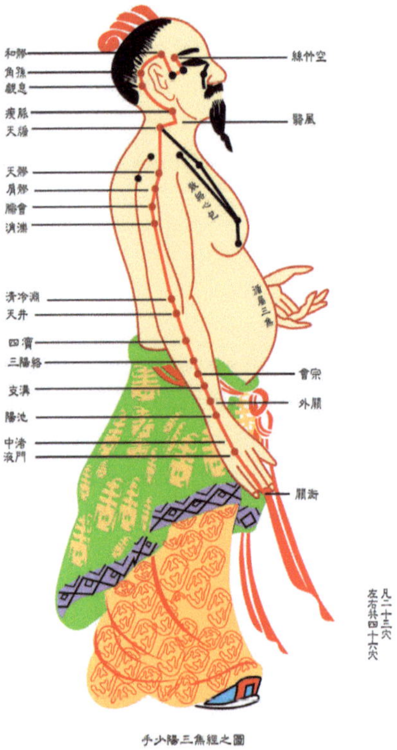

Historische Darstellung des Dreifacher-Erwärmer-Meridians

Wenn im Bereich des Dreifacher-Erwärmer-Meridians Blockaden auftreten, können gesundheitliche Probleme entstehen, von denen die häufigsten nachfolgend aufgeführt sind:

<u>Tinnitus</u>

Der Dreifacher-Erwärmer-Meridian verläuft durch die Ohren. Daher ist das Auftreten von Tinnitus mit pathologischen Veränderungen im Dreifachen Erwärmer verbunden. Tinnitus kann sowohl durch ein Fülle-, als auch durch ein Mangel-Syndrom hervorgerufen werden. Ist der Tinnitus leise wie das Zirpen einer Zikade, ist er mit einem Mangel-Syndrom verbunden, wenn er hingegen laut ist wie ein Zug, ist er mit einem Fülle-Syndrom verbunden. Aus Sicht der TCM liegen dem Tinnitus zumeist folgende Ursachen zugrunde:

- Mangel an Nieren-Essenz
- Blockaden des Dreifacher-Erwärmer-Meridians
- Mangel an Qi und Blut, weshalb Qi und Blut nicht in ausreichendem Maß nach oben steigen und durch die Ohren fließen können

Tinnitus erscheint oft bei älteren Personen. Das ist normal, da in hohem Alter sowohl das Yuan-Qi als auch die Nieren-Essenz oft bereits stark verbraucht sind. Wenn Tinnitus bereits im mittleren Alter ab ca. 40 Jahren auftritt, sollte man sich medizinischen Rat holen. Bei einer guten Pflege der Gesundheit tritt normalerweise kein Tinnitus auf.

Entlang der Ohren verlaufen viele Meridiane, wie der Gallenblasen-Meridian, der Dünndarm-Meridian und der Dreifacher-Erwärmer-Meridian. Man sollte auf die Gesundheit der Ohren Acht geben, da sie über die Meridiane mit vielen Körperbereichen verbunden sind.

Häufiges Schwitzen

Der Dreifache Erwärmer hat die Funktion, Flüssigkeiten zu transportieren. Ist diese Funktion gestört, kann es zu einem starken und häufigen Schwitzen kommen. Im Inneren des Körpers ist dann ein Stau von Flüssigkeiten entstanden, die nicht mehr normal abfließen.

Schmerzen im äußeren Augenwinkel

Der Dreifacher-Erwärmer-Meridian verläuft über den äußeren Augenwinkel. Wenn hier Schmerzen auftreten, sind sie mit dem Dreifachen-Erwärmer-Meridian verbunden.

Geschwollener Hals und Halserkrankungen

Schwellungen des Halses, Trockenheit, Schmerzen, ein gereizter Hals, Schluckbeschwerden und Hitze im Hals können mit pathologischen Veränderungen im Dreifachen Erwärmer in Verbindung stehen.

Taubheitsgefühl am Ringfinger

Der Dreifacher-Erwärmer-Meridian verläuft über den Ringfinger. Fließt das Qi in diesem Meridian nicht frei, treten mitunter ein Taubheitsgefühl oder eine eingeschränkte Bewegungsfähigkeit des Ringfingers auf.

Hinweise zur Gesundheitspflege des Dreifachen Erwärmers

Der Dreifache Erwärmer ist kein Organ im klassischen Sinn. Dennoch ist er nach Ansicht der TCM von großer Bedeutung für die Gesundheit. Die alltägliche Pflege des Dreifachen Erwärmers ist im Grunde einfach. Die folgenden Ratschläge helfen dabei:

Gehen Sie zwischen 21:00 und 23:00 Uhr schlafen

Der Dreifacher-Erwärmer-Meridian ist zwischen 21:00 und 23:00 Uhr besonders aktiv. Dieser Meridian ist mit allen anderen Meridianen im Körper verbunden und spielt somit eine zentrale Rolle für die Gesundheit. Es wird deshalb empfohlen, in der Zeit zwischen 21:00 und 23:00 Uhr zur Ruhe zu kommen und zu Bett zu gehen. Auf diese Weise wird der Dreifacher-Erwärmer-Meridian harmonisiert und vermag seine Funktionen voll zu entfalten. In der Folge werden durch ihn auch alle anderen Meridiane reguliert und harmonisiert, so dass sich ein starker und stabiler Gesundheitszustand einstellen kann. Das Leben von Menschen, die ein hohes Alter erreicht haben, ist meist von guten Lebensgewohnheiten geprägt. Oft halten sie den genannten Zeitraum zum Zubettgehen ein. Die Zeit zwischen 21:00 und 23:00 Uhr wird in der TCM als Übergangszeit im Zyklus des Lebens bezeichnet. Wenn man hier ruht oder schläft, wird die Energie „Qi" im Körper sehr effektiv gepflegt.

Achten Sie auf einen guten Schlaf

Probleme mit dem Schlaf sind heute weit verbreitet. Wer schlecht schläft, ist am nächsten Tag müde und der Geist ist nicht klar. Setzt sich dieser Zustand dauerhaft fort, wird man krank. Die Ursachen für Schlafprobleme liegen häufig in ungesunden Lebensgewohnheiten oder Stress. Nach Ansicht der TCM liegen die Ursachen für einen schlechten Schlaf jedoch auch in emotionellen Problemen. Befindet man sich in einem entspannten und ruhigen Geisteszustand und bewegt man sich ausreichend oder übt Qigong, wird sich nach und nach auch die Qualität des Schlafes verbessern.

Schwierigkeiten mit dem Schlaf werden möglicherweise auch durch den Magen hervorgerufen. Daher sollte man abends leichte Kost wie beispielsweise eine Suppe zu sich nehmen und auch nur so viel essen, dass man etwa zu 70% gesättigt ist. Außerdem sollte man vor dem Schlafengehen nur wenig trinken. Gute Lebensgewohnheiten, zu denen auch eine gute Ernährungsweise gehört, sind insgesamt sehr wichtig für die Gesundheit.

Die beste Zeit für die Sexualität

Nach Ansicht der TCM ist die Zeit zwischen 21:00 und 23:00 Uhr am besten für die Sexualität geeignet. Ist man in dieser Zeit ruhig und entspannt, gelangen

Körper und Geist in einen Zustand des Ausgleichs und der Einheit. So können sich das Yin der Frau und das Yang des Mannes harmonisch miteinander verbinden. Die Zeit zwischen 21:00 und 23:00 Uhr ist zudem sehr günstig, um eine Schwangerschaft herbeizuführen.

Regulierung des Qi-Flusses im Dreifacher-Erwärmer-Meridian durch Qigong

Der Dreifacher-Erwärmer-Meridian lässt sich mit einem Verkehrsknotenpunkt im Körper vergleichen. Ist dieser Meridian blockiert, kommt es zu einem Qi-Stau im ganzen Körper. Demzufolge ist es wichtig, dass das Qi im Dreifacher-Erwärmer-Meridian gut fließt. Mit der täglichen Pflege dieses Meridians, zum Beispiel durch Qigong-Übungen, lässt sich der Qi-Fluss im ganzen Körper harmonisieren und ein ungehinderter Fluss von Qi und Blut herbeiführen. Körper und Geist werden so in Einklang gebracht und die Gesundheit geschützt.

Strecken und bewegen Sie sich

Dauerhaftes Sitzen am Schreibtisch und zu wenig Bewegung führen dazu, dass der Qi-Fluss in den inneren Organen beeinträchtigt wird. Im Besonderen ist man bei einem Mangel an Qi in Herz und Lunge oft müde. Es kommt zu vermehrtem Gähnen, einem häufigen Heben der Arme und zu einem Strecken des Oberkörpers. Das ist eine unbewusste Reaktion des Körpers, die auftritt, wenn der Qi-Fluss im Dreifachen Erwärmer gestört ist. Durch das Strecken der Arme und des Oberkörpers wird der Brustkorb gedehnt. Herz, Lunge und Magen werden entspannt und das Qi kann sich frei im Körper entfalten. Darüber hinaus wird der Dreifache Erwärmer aktiviert und der Stoffwechsel im Inneren des Körpers beschleunigt sich. Qi und Blut fließen dann ungestört und unreine Flüssigkeiten sowie pathogenes Qi werden aus dem Körper ausgeleitet. Man erhält Energie und überwindet die Müdigkeit.

Essen Sie Sojasprossen zur Pflege des Dreifachen Erwärmers

Der Verzehr gegarter Sojasprossen wirkt entgiftend und unterstützt und pflegt die Funktionen des Dreifachen Erwärmers.

Massage des Dreifachen Erwärmers durch Abklopfen

Der Dreifache Erwärmer kann durch Abklopfen aktiviert werden. Dazu klopft man leicht mit einer Hand von den Fingern ausgehend die Außenseite von Unter- und Oberarm entlang und weiter über die Schulter, den Hals und das Ohr bis man etwa im Bereich des Wangenknochens anlangt. Hier sollte man leicht massieren. Danach wird das Abklopfen auf dem anderen Arm durchgeführt.

Die Blase: Der Beamte, der Flüssigkeiten speichert und durch die Kraft der Qi-Umwandlung ausscheidet

Nach Ansicht der TCM ist der Dreifache Erwärmer der Beamte, der die Wasserwege kontrolliert und dafür sorgt, dass Flüssigkeiten ohne Störung darin fließen können. Die Blase ist hingegen für das Speichern und Ausleiten der Flüssigkeiten zuständig. Sie wird daher auch als Beamter bezeichnet, der Flüssigkeiten speichert und durch die Kraft der Qi-Umwandlung ausscheidet.

Die Funktionen des Dreifachen Erwärmers und der Blase sind abhängig vom Nieren-Qi. Der Dreifache Erwärmer und die Blase arbeiten so zusammen, als würde das Wasser eines Flusses überlaufen und dann in einem See gespeichert werden. Der Dreifache Erwärmer entspricht dabei dem Fluss und die Blase dem See.

膀胱

Das chinesische Schriftzeichen für „Blase“

Die Blase beseitigt Wasser durch die Umwandlung des Qi

Der Dünndarm hat unter anderem die Aufgabe, Flüssigkeiten in einen reinen und einen unreinen Teil zu trennen. Der reine Teil der Flüssigkeiten gelangt in die Blase, wo er in Harn umgewandelt und zunächst gespeichert wird. Die Triebkraft für die Umwandlung der Flüssigkeiten entstammt dem Nieren-Yang, welches das erforderliche Qi und die benötigte Hitze bereitstellt. Die Blase beseitigt also Wasser, indem Flüssigkeiten mit Hilfe des Nieren-Qi umgewandelt werden.* Der unreine Urin wird schließlich nach unten ausgeschieden. Ist die Funktion der Blase, die Flüssigkeiten umzuwandeln, schwach, kann man entweder den Harndrang nicht kontrollieren oder es kommt nicht zur Ausleitung von Urin.

Dünndarm und Blase kooperieren miteinander, um die Flüssigkeiten im Unteren Erwärmer zu bewegen. Der Untere Erwärmer unterstützt wiederum die Funktion der Blase, das Wasser durch die Umwandlung von Qi zu beseitigen und Urin auszuleiten, indem er die Wasserwege frei hält. Vor der Ausleitung speichert die Blase die Flüssigkeiten. Nach dem „Klassiker des Gelben Kaisers zur Inneren Medizin“ entsprechen die Eigenschaften des Blasen-Meridians dem Tai-Yang, der Sonne. Ebenso wie diese verfügt er über eine starke Speicherkraft. Die Funktion des Blasen-Meridians besteht somit unter anderem darin, feine Flüssigkeiten zu speichern und diese im Körper zu verteilen.

Bei einer Schwäche des Nieren-Qi wird die Blase ihre Aufgaben der Umwandlung und des Speicherns der Flüssigkeiten nicht gut erfüllen. Patienten mit einer Schwäche des Nieren-Qi haben oft einen trockenen Mund, eine trockene Nase oder eine trockene Haut und schon wenn sie sich ein wenig bewegen, kommt es zu einem starken Schweißfluss.

Ist die Blasenfunktion des Umwandelns und Speicherns der Flüssigkeiten stark, vermag der Dünndarm die feinen Flüssigkeiten gut zu bearbeiten und sie den inneren Organen und dem Gewebe zur Verfügung zu stellen. Dann ist beispielsweise die Haut immer im richtigen Maß befeuchtet und es kommt nicht zu einem übermäßigen Schwitzen.

---

* *Weitere Beispiele für die Umwandlung der Flüssigkeiten durch das Qi sind die Bildung von Schweiß in den Poren der Haut, die Bildung von Speichel im Mund sowie die Bildung von Nasensekret.*

Die Beziehung zwischen Blase und Nieren

Die Blase und die Nieren stehen in einer Innen-Außen-Beziehung zueinander. Die Nieren repräsentieren dabei das Innere und die Blase das Äußere. Beide Organe unterstützen sich gegenseitig. Damit die Blase ihre Aufgabe die Flüssigkeiten umzuwandeln durchführen kann, benötigt sie das Nieren-Qi als Triebkraft. Die Nieren wiederum benötigen die Unterstützung der Blase zur Ausleitung ihrer unreinen Flüssigkeiten.

Der geistige Aspekt der Blase

Disharmonien der Blase können Eifersucht, Misstrauen sowie lang währenden Groll hervorrufen.

Die Verbindung der Blase mit Träumen

Eine Schwäche des Blasen-Meridians führt mitunter zu Träumen von einer Seereise.

Häufige Erkrankungen durch Blockaden des Blasen-Meridians

Der Blasen-Meridian verläuft vom inneren Augenwinkel über die Stirn, den Kopf, den Nacken, den Rücken und die Rückseite der Beine bis zum kleinen Zeh. Auf ihm liegen pro Körperseite 67 Akupunkturpunkte.

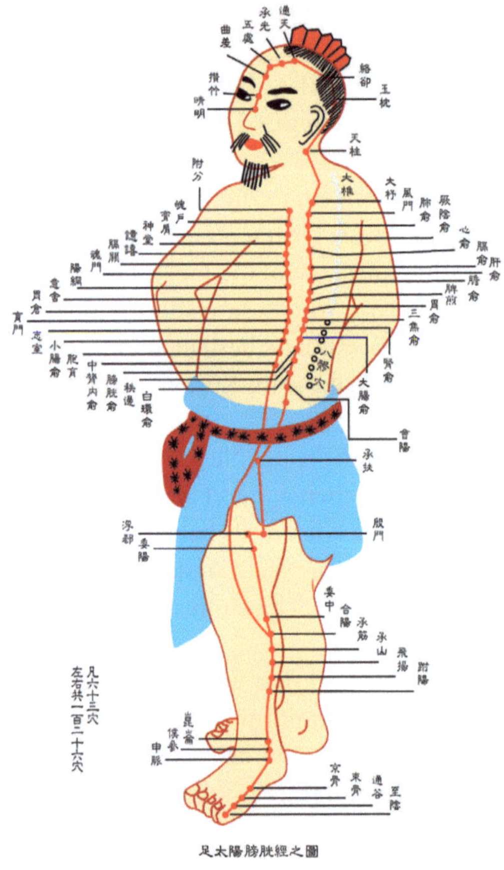

Historische Darstellung des Blasen-Meridians

Wenn im Bereich des Blasen-Meridians Blockaden auftreten, können gesundheitliche Probleme entstehen, von denen die häufigsten nachfolgend aufgeführt sind:

Kopfschmerzen im Bereich des Hinterkopfes

Der Blasen-Meridian verläuft unter anderem vom Augenwinkel über den Kopf bis zum Hinterkopf. Bei Blockaden des Blasen-Meridians sind daher Kopfschmerzen im Bereich des Hinterkopfes möglich. Kopfschmerzen an der Vorderseite des Kopfes haben ihre Ursache hingegen im Magen-Meridian und Kopfschmerzen in der Mitte des Kopfes werden durch Blockaden des Leber-Meridians hervorgerufen.

Manie und Epilepsie

Manie und Epilepsie sind mit dem Gehirn und dem Kopf verbunden. Der Blasen-Meridian verläuft wie beschrieben entlang des Hinterkopfes.

Eine Schwäche des Qi im Blasen-Meridian kann pathologische Veränderungen im Kopf sowie eine Kraftlosigkeit der Sehnen hervorrufen.

Gefühl, als würde das Auge herausfallen

Durch seinen Verlauf am inneren Augenwinkel führen Blockaden des Blasen-Meridians manchmal dazu, dass man das Gefühl hat, als würde ein Auge herausfallen.

Ein steifer Nacken

Erkrankungen des Blasen-Meridians können sich in einem verspannten und steifen Nacken bemerkbar machen.

Rückenschmerzen

Ist der Blasen-Meridian nicht ausreichend durch Jin-Flüssigkeit befeuchtet bzw. ist das Qi im Blasen-Meridian nicht vollständig, fühlt man sich im Rücken verspannt und findet nicht zur Entspannung. Weiten sich die Symptome aus, spürt man starke Schmerzen im Bereich der Lendenwirbelsäule und es fühlt sich an, als wäre der Rücken dort gebrochen. Pathologische Veränderungen des Blasen-Meridians stehen in einer engen Beziehung zur Lendenwirbelsäule, da der Blasen-Meridian seitlich nah der Wirbelsäule verläuft. Zudem sind der Nieren- und der Blasen-Meridian durch eine Innen-Außen-Beziehung eng miteinander verbunden. Erkrankungen des Nieren- und des Blasen-Meridians äußern sich daher in ähnlichen Symptomen. Bei fortgeschrittenen pathologischen Veränderungen im Blasen-Meridian kann das Gefühl auftreten, als würde sich mittig entlang der Beinrückseiten vom Ober- bis zum Unterschenkel ein Knoten befinden oder als würde dieser Bereich auseinandergezogen werden.

Hämorrhoiden

Durch After und Gebärmutter verlaufen Sehnen. Es ist wichtig, dass diese Sehnen flexibel und elastisch sind. Liegt diese Elastizität nicht vor, besteht ein Qi-Mangel im Blasen-Meridian und die Sehnen im Körper werden dann nicht ausreichend befeuchtet und ernährt. Es besteht das Risiko, dass Hämorrhoiden oder Myome in der Gebärmutter entstehen.

Krämpfe in den Beinen

Nach Ansicht der TCM beginnt das Altern in den Beinen. Die Beine sind dann oft verspannt, nicht locker und mitunter treten Krämpfe auf. Ursache dafür ist ein Qi-Mangel im Blasen-Meridian. Durch das Trainieren von Qigong (insbesondere sogenannter Standübungen wie der „Reiterstellung" aus dem Shaolin Neijin Qigong oder das „Stehen wie ein Baum") sowie durch Dehnungen lässt sich dieses Altern verzögern und man bleibt länger jung.

Manche Menschen legen zwischendurch gern die Beine hoch, zum Beispiel auf einen Stuhl oder einen Tisch. Im Fall schwerer Beine oder bei Verspannungen im Bereich der Beinrückseiten werden damit intuitiv die Selbstheilungskräfte des Körpers aktiviert. Oft liegt den genannten Symptomen ein Qi-Mangel im Blasen-Meridian zugrunde. In der TCM geht man zudem davon aus, dass die Sehnen durch eine besondere Körperflüssigkeit ernährt und geschmeidig gehalten werden. Steht diese Körperflüssigkeit nicht in ausreichendem Maß zur Verfügung, verspannen die Sehnen und möglicherweise treten Krämpfe auf. Auch die Bewegungen sind dann nicht mehr flexibel und elastisch. Das Hochlegen und Strecken der Beine dehnt zugleich die Sehnen und den Blasen-Meridian. Wird der Blasen-Meridian gedehnt, führt das wiederum zur Stärkung des Qi in diesem Meridian.

Wer häufig am Schreibtisch sitzt, kann die Beine bzw. den Blasen-Meridian durch folgende Übung dehnen: Man streckt ein Bein aus, drückt die Ferse nach vorn und zieht gleichzeitig den Vorderfuß (die Zehen) so weit wie möglich nach hinten. Alternativ ist es möglich, die Beine zu massieren.

Schmerzen, Taubheitsgefühl, verringerte Beweglichkeit im kleinen Zeh

Schmerzen, Taubheitsgefühl und eine verringerte Beweglichkeit des kleinen Zehs haben immer mit pathologischen Veränderungen oder einem Qi-Mangel im Blasen-Meridian zu tun. Schmerzen des großen Zehs stehen hingegen mit dem Milz-Meridian in Verbindung, Schmerzen der mittleren Zehen mit dem Magen-Meridian und Schmerzen der Ferse mit dem Nieren-Meridian.

Bettnässen, Inkontinenz oder Blockaden des Harnflusses weisen auf Erkrankungen der Blase hin

Die Blase ist dafür zuständig, Flüssigkeiten zu speichern und den Urin auszuleiten. Treten pathologische Veränderungen der Blase auf, ist es möglich, dass sich häufiger Harndrang, Bettnässen, Inkontinenz, Harnträufeln oder Blockaden des Harnflusses einstellen. Diese Symptome zeigen eine Disharmonie der Blasenfunktion an. Da nach Ansicht der TCM die Nieren und die Blase über die zwischen ihnen bestehende Innen-Außen-Beziehung eng miteinander verbunden sind, sollte man bei Erkrankungen der Blase zunächst stets die Nieren stärken.

Hinweise zur Gesundheitspflege der Blase

Die Blase ist nach Ansicht der TCM von großer Bedeutung für die Gesundheit. Die folgenden Ratschläge dienen dazu, die Blase zu pflegen und damit den Körper vor Krankheiten zu schützen.

Achten Sie auf Ihre Lebensgewohnheiten

Viele Menschen leiden unter wiederkehrenden Blasenentzündungen, wodurch die Gesundheit insgesamt negativ beeinflusst wird. Typische Symptome einer Blasenentzündung sind häufiger Harndrang, plötzlicher und sehr dringender Harndrang, Schmerzen beim Wasserlassen sowie Blut im Urin. Oft sind es bestimmte Lebensgewohnheiten oder Unachtsamkeiten, durch die Blasenentzündungen oder allgemein Entzündungen im urologischen System verursacht werden. Dazu gehören:

- Sexualität trotz Krankheiten oder mit ungewaschenen Geschlechtsorganen
- Übertreibung der Sexualität
- gemeinsames Benutzen eines Handtuchs
- viel Rauchen und hoher Alkoholkonsum
- häufiger Verzehr stark gewürzter oder sehr scharfer Speisen
- langes Sitzen und zu wenig Bewegung über einen längeren Zeitraum hinweg

Ausreichend Wasser zu trinken und hinreichend oft zur Toilette zu gehen hilft dabei, gesund zu bleiben und Blasenentzündungen vorzubeugen. Durch das regelmäßige Ausleiten des Harns werden Bakterien aus der Blase geschwemmt und Blasenentzündungen vermieden. Zu wenig zu trinken und ein Zurückhalten des Harns können im Gegensatz dazu die Entstehung von Blasenentzündungen begünstigen.

Auch eine mangelhafte Körperhygiene und ein unzureichendes Waschen der Geschlechtsorgane sowie ein zu seltener Wechsel der Unterwäsche kann zu Infektionen im urologischen System führen.

Trinken Sie zwischen 15:00 und 17:00 Uhr mehr Wasser

Der Blasen-Meridian erreicht zwischen 15:00 und 17:00 Uhr seine Maximalzeit, während der er besonders aktiv ist. Entlang seines Verlaufes befinden sich auf jeder Körperseite 67 Akupunkturpunkte. Von großem therapeutischen Nutzen sind dabei die Shu-Akupunkturpunkte (Shu Xue), in denen Qi und Blut zusammenkommen. Sie können zur Behandlung von Erkrankungen des urologischen Systems, des Kreislaufes und des Verdauungssystems sowie bei Schmerzen an der Rückseite der Unterschenkel genutzt werden.

Während seiner Maximalzeit fließen Qi und Blut im Blasen-Meridian stark. Man sollte nun mehr Wasser zu sich nehmen und den Urin nicht zurückhalten. Es wird empfohlen, während des Wasserlassens die Backenzähne zusammenzubeißen, da so die Ausleitung des Harns unterstützt wird. Das Zusammenbeißen der Backenzähne dient darüber hinaus der Stärkung der Nieren.

Starke Energie und Arbeitsleistung in der Zeit zwischen 15:00 und 17:00 Uhr

Die Maximalzeit des Blasen-Meridians liegt, wie beschrieben, zwischen 15:00 und 17:00 Uhr. Davor, zwischen 13:00 und 15:00 Uhr, hat der Dünndarm-Meridian seine Maximalzeit, in welcher dem Körper die aus der Mittagsmahlzeit gewonnene Energie zur Verfügung gestellt wird. Der Körper ist daher zwischen 15:00 und 17:00 Uhr voller Energie. Qi und Blut fließen jetzt leicht. Da der Blasen-Meridian unter anderem im Kopfbereich verläuft, gelangen Qi und Blut nun auch besonders gut in den Kopf und somit in das Gehirn. Aus diesem Grund sind zwischen 15:00 und 17:00 Uhr die Arbeitsleistung des Gehirns und die allgemeine Arbeitsleistung sehr hoch. Auch der Stoffwechsel ist in dieser Zeit normalerweise auf einem Höhepunkt und die Funktion der Atmung ist ausgeprägt. Die physiologischen Aktivitäten des Körpers sind jetzt stark und man verspürt oft eine vermehrte Kraft und Vitalität. Diese Zeit passt daher gut, um Sport zu treiben oder Qigong zu üben. Trainiert man zwischen 15:00 und 17:00 Uhr, erhalten Qi und Blut und dadurch auch die Funktion der Nieren eine zusätzliche Stärkung.

Gönnen Sie sich zwischen 15:00 und 17:00 Uhr eine kleine Mahlzeit

Nimmt man in der Zeit zwischen 15:00 und 17:00 Uhr eine kleine Mahlzeit zu sich, lindert man ein mögliches Hungergefühl. Der Kopf bleibt klar und man erhält Energie, um zu lernen, zu arbeiten oder andere Dinge zu erledigen. Gut für eine Zwischenmahlzeit geeignet sind frisches Obst, Nüsse oder gelegentlich etwas Kuchen.

Pflegen Sie den Blasen-Meridian durch Abklopfen, Massage oder Qigong-Übungen

Das Abklopfen oder die Massage des Blasen-Meridians sowie das Training besonderer Qigong-Übungen sind gut geeignet, um den Blasen-Meridian zu pflegen und Blasenentzündungen vorzubeugen oder sie zu heilen.

Qigong – ein Weg zur Gesundheit

Die traditionelle chinesische Heilkunst richtet sich seit jeher vor allem daran aus, die Gesundheit zu erhalten, also präventiv zu wirken. So war es über viele Jahrhunderte hinweg üblich, Ärzte dafür zu bezahlen, dass niemand erkrankte. Solange dieses Ziel erreicht wurde, genoss der Arzt hohes Ansehen und erhielt das vereinbarte Honorar. Im Krankheitsfall hingegen hatte er seine Aufgabe verfehlt und ging nicht selten leer aus.

Den Kern der traditionellen chinesischen Heilkunst stellt, wie die vorangehenden Buchabschnitte zeigen, die ganzheitliche Betrachtung des Menschen dar. Körper und Geist sind demnach eine durch Qi verbundene Einheit.

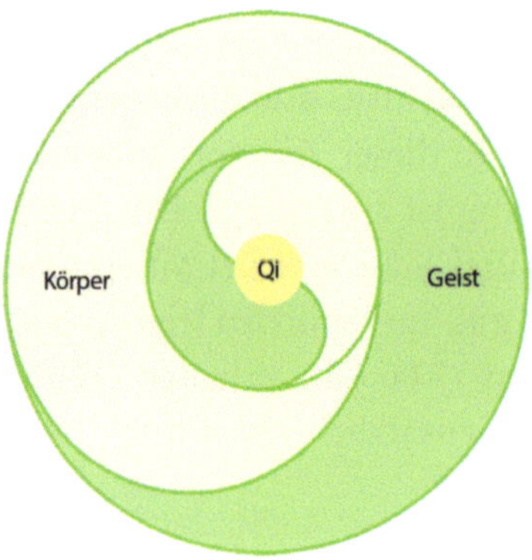

Körper und Geist bilden eine durch Qi verbundene Einheit

Im Zusammenspiel von Körper und Geist kommt den inneren Organen eine maßgebliche Rolle zu. Sie haben jeweils eigene, in der Gesamtheit jedoch fein aufeinander abgestimmte Funktionen und verfügen zudem über geistige Aspekte, die wiederum eng mit den Gedanken und Emotionen verbunden sind. Für den Erhalt, die Stabilisierung oder die Wiederherstellung von Gesundheit spielt neben einer gesunden Ernährung und einer ausgeglichenen Lebensweise daher auch die Bewahrung einer positiven Lebenseinstellung eine große Rolle.

Einen wertvollen Beitrag zur Gesundheitspflege, oder umfassender ausgedrückt zur Lebenspflege, bietet authentisches Qigong. Seine Anfänge liegen wohl mehr als 10.000 Jahre zurück. Die frühesten konkreten Artefakte, die als Anleitungen zu Körper- und Energieübungen gelten, sind mehr als 5.000 Jahre alt. Qigong basiert unter anderem auf der großen chinesischen Philosophie von Yin und Yang, der Lehre von den fünf Wandlungsphasen und der Meridianlehre. Über Jahrtausende hinweg wurde es überliefert, weiterentwickelt und verfeinert. Dabei bildeten sich fünf große Schulen des Qigong mit unterschiedlichen Schwerpunkten heraus: Die buddhistische, die daoistische und die konfuzianische Schule sowie jene der Kampfkünste und die des medizinischen Qigong. Letztere gilt neben Akupunktur, Tuina-Massagen, Ernährungslehre und Heilkräutergaben als eine der fünf Säulen der TCM. Parallel zu den einzelnen Schulen entstand im Laufe vieler Jahrhunderte ein umfangreiches Volkswissen über die positiven gesundheitlichen Aspekte von Qigong. Ergänzt durch verschiedene Anwendungen aus anderen Feldern der TCM wurden so innerhalb der Familien Übungen und Erkenntnisse weitergegeben, die bis heute der privaten Gesundheitsfürsorge dienen, zum Teil aber auch philosophische und spirituelle Elemente beinhalten.

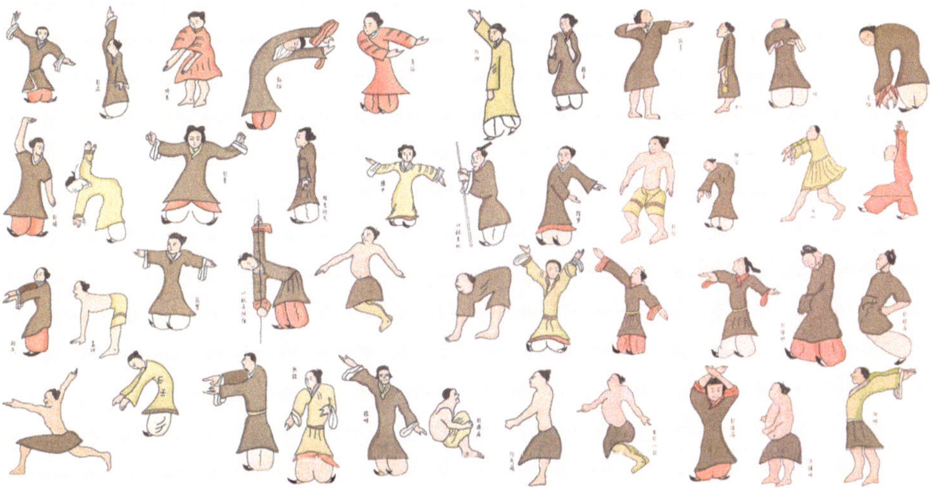

Übungsdarstellungen, gefunden in den Mawangdui-Grabstätten in China

Der Begriff Qigong beschreibt, kurz erklärt, die kunstvolle Arbeit (Gong) mit der Lebensenergie (Qi). Je nach Ausrichtung dient Qigong entweder der Gesunderhaltung und Heilung, der Entwicklung des Geistes bzw. der Spiritualität oder der Steigerung von körperlicher Kraft und Geschicklichkeit. Immer jedoch verfolgt Qigong einen ganzheitlichen Ansatz. Seine harmonisierenden Wirkungen basieren auf Übungen zur Regulierung des Körpers, der Atmung und des Geistes. Die einzelnen Methoden lassen sich in stille und bewegte Formen unterteilen. Das stille Qigong (Jinggong) kann im Stehen, Sitzen oder Liegen praktiziert werden. Begleitet von einer harmonischen Atmung und einer Beruhigung der Gedanken ist sein wesentliches Merkmal das entspannte Verweilen in bestimmten, vorgegebenen Körperhaltungen. Gleichzeitig wird die innere Bewegung von Essenz, Qi und Blut aktiviert. Diese Übungsform ist somit gekennzeichnet durch äußere Ruhe und innere Aktivität. Bei den Übungen in Bewegung (Donggong) richtet sich die Konzentration hingegen auf die sichtbaren Bewegungen des Körpers. In Verbindung mit einer den Bewegungen entsprechenden Atmung und dem Loslassen der Gedanken werden durch diese Übungen der Fluss und die Ausbreitung von Essenz, Qi und Blut im Körper harmonisiert und optimiert. Kennzeichnend für das Qigong in Bewegung ist somit äußere Aktivität und innere Ruhe. In der Praxis können, je nach Übungssystem, beide Formen einzeln trainiert oder miteinander verbunden werden (Jingdonggong).

Qigong-Übungen in Bewegung halten die Muskeln und Sehnen geschmeidig. Sie regen den Fluss der Lymphe an und unterstützen so deren Reinigungsfunktion für das Blut und die Zellflüssigkeit. Darüber hinaus stimulieren sie durch Massage die Tätigkeit der inneren Organe, die in der Folge harmonischer miteinander arbeiten. Blockaden im Meridiansystem werden gelöst und ein freier Fluss des Qi ermöglicht. Die tiefe Atmung während der Übungen verstärkt die Sauerstoffaufnahme im Blut und die Ausscheidung von Kohlendioxid über die Lungen. Doch auch die Übungen in Stille haben einen wichtigen Anteil an der Gesunderhaltung. Sie gönnen dem Körper die Ruhe, die er benötigt, um die Stoffwechselprozesse optimal zu verrichten und die harmonische Funktionalität der Organe (einschließlich ihrer geistigen Aspekte) aufrechtzuerhalten.

Die Facetten des Qigong sind vielfältig. Neben den vorangehend beschriebenen Formen zählen zum Beispiel auch das Sprechen bestimmter Laute sowie Meditationen in Verbindung mit besonderen Vorstellungen oder themenbasierte Kontemplation dazu. Alle Methoden vereint, dass sie von der aktiven Übung leben. Damit das Qigong seine positiven Effekte entfalten kann, sollte es möglichst regelmäßig trainiert werden. Hat man die jeweiligen Übungsabläufe einmal erlernt, kann man sie frei in den Tagesablauf integrieren. Häufig machen sich dann schon nach kurzer Zeit ein allgemeines Wohlbefinden, ein Wärmegefühl, die Regulation von Appetit und Verdauung, ein guter Schlaf mit erfrischtem Erwachen, ein klarer Geist und eine erhöhte Vitalität bemerkbar. Die Abwehr- und Selbstheilungskräfte erfahren eine deutliche Stärkung und man verspürt Entspannung und tiefen inneren Frieden.

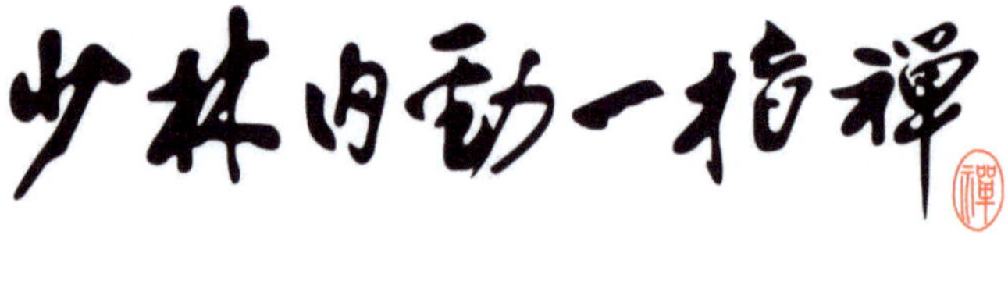

Chinesische Kalligrafie für „Shaolin Neijin Yizhichan"

Ein Königsweg des Qigong ist das Shaolin Neijin Qigong, das auch unter dem Namen Shaolin Neijin Yizhichan® bekannt ist und auf eine mehr als 1.500-jährige Geschichte zurückblickt. Seine Ursprünge liegen im nördlichen Shaolin-Kloster in der chinesischen Provinz Henan. Bewahrt und weiterentwickelt wurde es im südlichen Shaolin-Kloster in der Provinz Fujian. Erst in den 1960er Jahren gelangte es durch Urgroßmeister Ashui Que außerhalb der Klostermauern zur Verbreitung. Während „Shaolin“ auf den Ursprungsort hinweist, steht „Neijin“ für innere Kraft. Der Wortteil „Yizhi“ beschreibt das wichtigste Merkmal dieses Qigong-Systems und hat gleich mehrere Bedeutungen. Er steht sowohl als Übersetzung für „ein Finger“ als auch als Symbol dafür, dass mit den Fingern besondere Behandlungen wie Akupressur, Massagen oder das Aussenden von Qi erfolgen können. Darüber hinaus repräsentiert er die Konzentration auf eine Methode, der man treu bleiben sollte, um gute Ergebnisse zu erzielen. Nicht zuletzt weist er auf besondere Fingerübungen hin. Der Wortteil „Chan“ basiert auf einer Form der Meditation, die etwa im 5. Jahrhundert n. Chr. in China entstanden ist. Er verweist auf den Weg zur Schulung des Geistes, die einen engen Bezug zur buddhistischen Philosophie hat.

Shaolin Neijin Qigong umfasst unter anderem medizinisches Qigong, Wissen zur Gesunderhaltung und Lebenspflege, Elemente der Kampfkünste sowie spezielle Formen der Geistesschulung. Charakteristisch für dieses Qigong-System sind, neben Übungen in Bewegung, die Standmeditation in der sogenannten Reiterstellung oder darauf aufbauend in Positionen von Luohan-Figuren. Die größte Besonderheit bilden jedoch die bereits erwähnten Fingerübungen, bei denen ein nach unten Drücken einzelner oder mehrerer Finger in festgelegten Reihenfolgen erfolgt. Die Fingerübungen aktivieren unter anderem gezielt den Qi-Fluss innerhalb des Meridiansystems. Sie stärken das Immunsystem, vergrößern die Kapazität des Gehirns, steigern Intelligenz und Weisheit und befähigen bei entsprechender Anleitung und Übung dazu, Qi zu Heilungszwecken auf andere Menschen zu übertragen (Fafang Waiqi).

Authentisches Qigong – und somit auch das Shaolin Neijin Qigong – ist für jeden Menschen erlernbar. Das Training ist unabhängig von Religion und Glauben und kann gut an den aktuellen Gesundheitszustand, die individuelle Konstitution und die jeweilige Lebenssituation angepasst werden. Je nach persönlichem Übungsziel ist außerdem eine entsprechende Auswahl der Trainingsschwerpunkte möglich. Die wichtigsten Voraussetzungen für gute Effekte sind ein weites Herz und die Bereitschaft, etwas Zeit zu investieren. Als Geschenk erhalten Sie im Gegenzug

Entspannung, geistigen Frieden, innere Kraft und eine Stärkung der Gesundheit. Ich freue mich, Sie auf dem Weg dorthin begleiten zu dürfen.

Buyin Zheng

Glossar

Akupunktur

Akupunktur ist eine Behandlungsmethode der Traditionellen Chinesischen Medizin (TCM), bei der durch das Stimulieren bestimmter Punkte des Körpers eine therapeutische Wirkung herbeigeführt wird. Die jeweils individuell und nach Beschwerdebild auszuwählenden Punkte liegen in der Regel auf definierten Energie-Leitbahnen, sogenannten Meridianen, in denen das Qi zirkuliert. Ziel der Akupunktur ist es, im Meridiansystem bestehende Störungen bzw. Blockaden zu lösen, einen reibungslosen Fluss des Qi herbeizuführen und auf diese Weise die Gesundheit positiv zu beeinflussen. Die Akupunktur nutzt verschiedene Verfahren, wie das Einstechen spezieller Nadeln in Akupunkturpunkte (invasive Form), das Erwärmen der Akupunkturpunkte in Verbindung mit bestimmten Heilkräutern (Moxibustion) oder die Qi-Akupunktur, die mittels kontaktfreier Energieübertragung erfolgt (nicht-invasive Form). Das gleiche Therapieziel wie die Akupunktur verfolgt die Akupressur, bei welcher die Behandlung der Punkte durch Druck vorgenommen wird.

Akupunkturpunkte

Als Akupunkturpunkte werden bestimmte Stellen des Körpers bezeichnet, über die „ein Zugang in die Tiefe", also eine Korrespondenz mit dem Körperinneren möglich ist. Die Akupunkturpunkte sind über den gesamten Körper verteilt. Viele von ihnen liegen in unregelmäßigen Abständen auf den Meridianen.

Dreifacher Erwärmer

Der Dreifache Erwärmer ist eine der Besonderheiten der Traditionellen Chinesischen Medizin. Er wird den Fu- bzw. Yang-Organen zugerechnet, ist jedoch kein Organ im klassischen Sinn, sondern umhüllt einem Rohr ähnlich verschiedene Bereiche im Rumpf des Menschen. Der Dreifache

Erwärmer wird in drei Abschnitte unterteilt: Der Obere Erwärmer umfasst den Körperbereich, der oberhalb des Zwerchfells liegt. Zu ihm gehören damit Lunge, Herz und Perikard. Der Mittlere Erwärmer befindet sich im Bereich zwischen Zwerchfell und Bauchnabel. Ihm werden die Organe Magen, Milz und Gallenblase zugeordnet. Der Untere Erwärmer umfasst den Körperbereich unterhalb des Bauchnabels. Zu ihm zählen die Nieren und die Blase sowie der Dünn- und der Dickdarm. Auf Grund ihrer Funktionen wird auch die Leber dem Unteren Erwärmer zugerechnet, obwohl sie anatomisch betrachtet im Abschnitt des Mittleren Erwärmers liegt. Zu den Funktionen des Dreifachen Erwärmers gehört, das Ursprungs-Qi in Gang zu setzen, welches für lebenswichtige Umwandlungsprozesse in allen inneren Organen benötigt wird. Außerdem kontrolliert der Dreifache Erwärmer unter anderem den Transport von Qi und das Ausscheiden von Flüssigkeiten.

Du Mai

s. Meridiane | Die acht außerordentlichen Meridiane

Essenz (Jing)

Die Essenz (Jing) ist neben Qi und Geist (Shen) eine wichtige Basis für das menschliche Leben. Dabei wird zwischen der vorgeburtlichen und der nachgeburtlichen Essenz unterschieden. Die vorgeburtliche Essenz (Yuanjing) repräsentiert die ursprüngliche Essenz des Universums und mit ihr den unermüdlichen Schöpfungsdrang. Sie bildet die Grundlage für das Wachstum und die Entwicklung. Die vorgeburtliche Essenz wird in den Nieren gespeichert. Sie ist ein wichtiger Faktor für die körperliche und geistige Konstitution. Die nachgeburtliche Essenz steht vereinfacht ausgedrückt für den menschlichen Körper. Diese Essenz wird hauptsächlich durch Milz und Magen aus der Nahrung sowie durch die Lunge aus der Atemluft gespeist. Sie befeuchtet und ernährt die inneren Organe. Die vorgeburtliche Essenz bildet die Basis der nachgeburtlichen Essenz. Sie gewährleistet deren Kraft und Leistungsfähigkeit. Die nachgeburtliche Essenz unterstützt wiederum die vorgeburtliche und schützt diese.

Faszien

Als Faszien bezeichnet man jene Weichteil-Bestandteile des Bindegewebes, die den ganzen Körper wie ein umhüllendes und zugleich verbindendes Netz durchziehen. Sie umgeben Knochen, Muskeln, Sehnen und Bänder, sind wichtige Verbindungsglieder zwischen der Muskulatur und dem Skelett und unterstützen die Kraftübertragung bei Körperbewegungen.

Feng Shui

Feng Shui bezeichnet eine mit dem Daoismus verbundene Gestaltungslehre aus China. Ihr Ziel besteht darin, eine Harmonie zwischen dem Menschen und seiner Umgebung zu erreichen. Besondere Aufmerksamkeit wird in diesem Zusammenhang auf die Architektur und die Einrichtung von Wohngebäuden und Arbeitsstätten gelegt, doch auch bei der Anlage von Gärten und Parks oder gar ganzen Stadtbezirken finden die Regeln des Feng Shui Berücksichtigung.

Fermentation

Fermentation bezeichnet allgemein die Umwandlung (Transformation) von Lebensmitteln, zum Beispiel durch Mikroorganismen wie Bakterien, Schimmelpilze oder Hefen.

Feuer

s. Pathogene Faktoren

Feuchtigkeit

s. Pathogene Faktoren

Fülle-Syndrom

Die Begriffe Fülle-Syndrom und Mangel-Syndrom beschreiben in der Traditionellen Chinesischen Medizin stets ein inneres Ungleichgewicht. Sogenannte Fülle-Syndrome stehen für das übermäßige Vorhandensein eines pathogenen Faktors wie Hitze bzw. Feuer, Kälte, Wind, Feuchtigkeit oder Schleim. Ein Mangel-Syndrom liegt hingegen vor, wenn eine der körpereigenen Ressourcen nicht in der erforderlichen Menge vorhanden oder nicht stark genug ist. Zu diesen Ressourcen zählen beispielsweise Essenz, Qi und Blut sowie andere Körperflüssigkeiten.

Fünf Elemente
s. Fünf Wandlungsphasen

Fünf Wandlungsphasen
In China werden die fünf Elemente Holz, Feuer, Erde, Metall und Wasser unterschieden. Diese Elemente stehen miteinander in Wechselbeziehungen, die auch als Wandlungsphasen bezeichnet werden. Die Wechselbeziehungen ergeben sich aus den jeweiligen Eigenschaften der Elemente. So gibt es den Ernährungszyklus, demzufolge Holz das Feuer nährt, Feuer die Erde, Erde das Metall, Metall das Wasser und Wasser das Holz. Die Elemente können einander auch begrenzen, woraus sich der Kontrollzyklus ableiten lässt. Hiernach kontrolliert Holz die Erde, Erde das Wasser, Wasser das Feuer, Feuer das Metall und Metall das Holz. Durch eine Reihe von Entsprechungen lassen sich die Wechselbeziehungen auf viele Bereiche des Lebens übertragen, so zum Beispiel auf die inneren Organe und die Emotionen.

Geistige Aspekte der Organe
Eine der Besonderheiten der TCM liegt darin, den inneren Organen geistige Aspekte zuzuordnen. Diese haben je nach (energetischem) Zustand Einfluss auf die Emotionen und Gedanken – und somit auch auf die Gesundheit, den Charakter und letztlich unseren Lebensweg. Der Leber werden die drei Wanderseelen (Hun) zugeordnet, dem Herz der Haupt-Geist (Shen), die Milz beherbergt

den Intellekt (Yi), die Lunge die sieben Körperseelen (Po) und die Nieren die Willenskraft (Zhi).

Haupt-Geist (Shen)	Die Residenz des Haupt-Geistes ist nach Ansicht der TCM das Herz. Der Haupt-Geist führt die geistigen Bewegungen aller Organe an und ist somit für eine Vielzahl verschiedener psychischer Aktivitäten und die Kontrolle des emotionellen Zustandes verantwortlich.
Hitze	s. Pathogene Faktoren
Innere Sekretion	Als Sekretion wird allgemein die Abgabe von wichtigen Körpersubstanzen (wie Hormone oder Verdauungsenzyme) durch spezialisierte Zellen bezeichnet. Dabei handelt es sich meist um Drüsenzellen, die beim Menschen sowohl einzeln als auch in Form von Drüsengewebe vorhanden sind. Ein inneres Sekret gilt als Substanz, die direkt an die Blut- oder Lymphbahnen abgesondert wird und somit im Körperinneren verbleibt.
Intellekt (Yi)	Als Heimstätte des Intellekts gilt der TCM folgend die Milz. Seine Wirkungsstätte ist dagegen das Gehirn. Der Intellekt ist für den Prozess des Denkens, für das Gedächtnis und für die Konzentration verantwortlich.
Jin-Flüssigkeiten	Die klaren Jin-Flüssigkeiten sind leicht und wässrig und zirkulieren in relativ großer Geschwindigkeit zusammen mit dem Abwehr-Qi, das den Körper vor pathogenen Einflüssen von außen schützt, an der Körperoberfläche. Sie werden sowohl von der Lunge kontrolliert, die sie über die Haut entlang des gesamten Körpers verteilt, als auch vom Oberen Erwärmer, der ihre Umwandlung und ihre Bewegung in Richtung Haut kontrolliert. Die Hauptfunktion der Jin-Flüssigkeiten besteht in der Befeuchtung von Haut und Muskeln und in der

Unterstützung bei deren Ernährung. Eine weitere wichtige Funktion ist, das Blut zu verdünnen und es flüssig zu halten. Jin-Flüssigkeiten manifestieren sich unter anderem in Form von Tränen, Speichel, Schleimsekreten und Schweiß.

Kälte s. Pathogene Faktoren

Kontemplation Als Kontemplation wird das intensive geistige Betrachten eines oft philosophischen oder religiösen Themas bezeichnet.

Körperseelen (Po) Die sieben Körperseelen sind der TCM folgend in der Lunge beheimatet. Sie werden mit der Empfängnis gebildet und scheiden gemeinsam mit dem Körper aus dem Leben. Zu Lebzeiten des Menschen tragen die sieben Körperseelen gemeinsam die Verantwortung für verschiedene physiologische Aktivitäten, für Empfindungen und Sinneswahrnehmungen. Darüber hinaus kommen ihnen jeweils noch eigene Aufgaben zu. So ist beispielsweise eine der sieben Körperseelen für die Sexualität des Menschen verantwortlich.

Laogong Der Akupunkturpunkt Laogong liegt an dem Punkt der Handfläche, auf den die Mittelfingerspitze trifft, wenn man eine Faust formt. Er wird auch als Palast der Arbeit oder als Perikard 8 bezeichnet. Seine Aktivierung mittels Akupunktur, Akupressur oder Massage hilft unter anderem bei Lähmungen und Schmerzen am seitlichen Brustkorb, Herzschmerzen, fiebrigen Erkrankungen, Erbrechen, Entzündungen der Mundschleimhaut, Trockenheit im Mund, kalten Händen, Schlaflosigkeit sowie Angst- und Schockzuständen und psychischer Unruhe.

Luohan Luohan ist ein chinesischer Begriff für Arhat. Er steht für einen „heiligen Menschen“, dem es gelungen ist, Gier, Hass und Verblendung endgültig zu überwinden.

Mangel-Syndrom s. Fülle-Syndrom

Membran Als Membran wird die mit Pergament oder dünner Haut vergleichbare Schicht eines Materials bezeichnet, die verschiedene Bereiche voneinander trennt und oft dennoch einen gewissen Austausch ermöglicht. Bezogen auf den menschlichen Körper ist beispielsweise jede Zelle von einer Membran umgeben.

Meridiane Schon vor sehr langer Zeit wurden in China neben den Blutgefäßen, dem Lymphsystem und den Nervensträngen wichtige Leitbahnen für die Lebensenergie „Qi" entdeckt. Diese Leitbahnen, die als Meridiane bezeichnet werden, sind für das menschliche Auge unsichtbar. Sie durchziehen den Körper wie ein feines Netz von Kanälen, über die lebenswichtige Informationen transportiert und ausgetauscht werden. Dem Meridiansystem kommen zahlreiche regulierende Aufgaben zu. Es sichert die Zirkulation von Qi und Blut und ist somit grundlegend für alle unsere Aktivitäten. Zudem gelten die Meridiane als wichtiges Bindeglied zwischen Körper und Geist. Abgeleitet aus den über Jahrtausende gesammelten Beobachtungen und Erfahrungen kommt bestimmten Meridianen eine besonders große Bedeutung für die Gesundheit des Menschen zu. Ihnen werden die zwölf regulären Hauptmeridiane und die acht außerordentlichen Meridiane zugerechnet.

Zwölf reguläre Hauptmeridiane Die zwölf regulären Hauptmeridiane verlaufen spiegelsymmetrisch entlang der linken und der rechten Körperhälfte. Sie sind direkt mit den inneren Organen verbunden. Jeder von ihnen trägt den Namen des Organs, zu dem er eine besondere

Beziehung hat. Entsprechend den Organen werden (unter Einbeziehung des Perikards und des Dreifachen Erwärmers) sechs Yin- und sechs Yang-Meridiane unterschieden. Die Yin-Meridiane gehen von den Yin-Organen aus und treten mit den Yang-Organen in Verbindung. Umgekehrt gehen die Yang-Meridiane von den Yang-Organen aus und treten mit den Yin-Organen in Verbindung.

Acht außerordentliche Meridiane

Die acht außerordentlichen Meridiane werden gelegentlich auch als „Wundermeridiane“ bezeichnet. Sie stärken die Verbindung der Meridiane untereinander und regulieren unter anderem die Fülle des Qi in den zwölf regulären Hauptmeridianen. Die acht außerordentlichen Meridiane sind nicht einzelnen Organen zugeordnet, stehen aber dennoch in engem Kontakt, zum Beispiel mit der Leber und den Nieren sowie mit der Gebärmutter und dem Gehirn. Von besonderer Bedeutung sind der mittig entlang der Körperrückseite verlaufende Du-Mai (Lenkergefäß) und der mittig entlang der Körpervorderseite verlaufende Ren-Mai (Konzeptionsgefäß).

Mingmen

Der Akupunkturpunkt Mingmen liegt gegenüber dem Bauchnabel zwischen dem zweiten und dritten Lendenwirbel. Er wird auch als Tor des Lebens, Du Mai 4 oder Lenkergefäß 4 bezeichnet. Seine Aktivierung durch Akupunktur, Akupressur oder Massage hilft bei Rückenschmerzen, Schwindelgefühlen, Tinnitus, kalten Knien, Kältegefühlen im unteren Rücken, Müdigkeit, Depression, mangelnder Willenskraft und geistiger Verwirrung.

Nieren-Essenz

s. Essenz

Pathogene Faktoren

In der traditionellen chinesischen Heilkunst unterscheidet man verschiedene krankmachende Einflüsse, die sowohl äußeren als auch inneren

Ursprungs sein können. Zu ihnen zählen Wind, Kälte, Feuchtigkeit, (Sommer-) Hitze, Trockenheit und Feuer. In klassischen Werken zur TCM werden darüber hinaus Schleim und Blut-Stauungen als pathogene Faktoren benannt.

Pathologie

Der Begriff Pathologie bezeichnet die Wissenschaft von den Krankheiten sowie von deren Entstehung und den durch sie hervorgerufenen Veränderungen im Körper.

Perikard

Das auch als Herzbeutel bezeichnete Perikard gilt in der TCM als Umhüllung des Herzens. Es schützt das Herz vor äußeren Angriffen und pathogenen Faktoren. Das Perikard ist jedoch nicht nur auf seine Lage bezogen eng mit dem Herz verbunden, sondern erfüllt vielfach die gleichen Aufgaben wie das Herz. Dazu zählt, das Blut zu regieren und den Geist zu beherbergen. Das Perikard wird den Zang- bzw. Yin-Organen zugerechnet.

Qi

„Qi" ist die Transkription eines chinesischen Schriftzeichens, das viele Aspekte in sich vereint. Übersetzt wird „Qi" oft mit den Begriffen „Luft" oder „Atem", doch geht die Bedeutung weit darüber hinaus. „Qi" ist ein zentraler Begriff in der chinesischen Philosophie sowie in der TCM und im Qigong. Er bezeichnet eine existenzielle, feinstoffliche Substanz und steht sowohl für die Lebensenergie eines jeden Individuums als auch für die Energie des Universums. Im menschlichen Organismus wirken viele verschiedene Arten des Qi in einem komplexen und dynamischen Gefüge zusammen.

Qi-Arten

In der TCM und im Qigong werden verschiedene Qi-Arten mit jeweils besonderen Eigenschaften und Aufgaben unterschieden. Dazu zählen unter anderem:

Abwehr-Qi (Wei-Qi)
Das Abwehr-Qi dient dem Schutz und der Verteidigung des Körpers vor Krankheiten und schädigenden Einflüssen. Es kontrolliert das Öffnen und Schließen der Körperporen, reguliert die Körpertemperatur, wärmt die inneren Organe und nährt die Haut. Ist seine Funktion beeinträchtigt, zeigt der Mensch oft eine erhöhte Erkältungsneigung und ist anfälliger für Angriffe von Wind, Kälte und Feuchtigkeit sowie von Viren und Bakterien. Das Abwehr-Qi zirkuliert in den äußeren Körperschichten im Bereich der Haut sowie der Muskulatur und verteilt sich über Brustkorb und Bauch zu den inneren Organen und in den gesamten Körper hinein. Seine Bewegung ist im Normalfall stark und schnell.

Erd-Qi
Das Erd-Qi wird aus der aufgenommenen Nahrung gewonnen. Es dient der Ernährung des Körpers und somit der Aufrechterhaltung der Funktionen des Organsystems. Darüber hinaus unterstützt es die Funktionen des geistigen Systems.

Himmels-Qi
Das Himmels-Qi steht als Sammelbegriff für die Tugend-Energie, die den Geist ernährt. Die Aufnahme von Himmels-Qi erfolgt unter anderem durch die Schulung des Geistes (wie sie im authentischen Qigong oder in der Meditation praktiziert wird) sowie durch positiv ausgerichtetes Denken, harmonisches Sprechen und moralisches Handeln. Ist ausreichend Tugend-Energie vorhanden, resultieren daraus geistige Regsamkeit, Intelligenz und Weisheit. Die Tugend-Energie wirkt sowohl im geistigen als auch im körperlichen System (s. Tugend-Energie).

Nahrungs-Qi (Gu-Qi)
Gemäß der TCM gelangt die aufgenommene Nahrung zunächst in den Magen, wo sie fermentiert wird und reift. Anschließend erfolgt in der Milz

eine Umwandlung in Nahrungs-Qi, das jedoch für den Körper noch nicht direkt nutzbar ist. Vom Mittleren Erwärmer ausgehend steigt das Nahrungs-Qi in den Brustkorb hinauf zur Lunge, wo es zusammen mit der aufgenommenen Luft das Sammel-Qi (Zong-Qi) bildet. Im Herz wird es schließlich zu Blut umgewandelt. Das Nahrungs-Qi gilt somit als Ursprung von Qi und Blut im menschlichen Organismus.

Nähr-Qi (Ying-Qi)

Das Nähr-Qi hat eine wichtige Ernährungsfunktion für den ganzen Körper. Es trägt zur Blutbildung bei und versorgt den Organismus bis in die Peripherie hinein mit der für ein aktives und gesundes Leben erforderlichen Energie. Im Fall eines kraftvollen Nähr-Qi fühlt man sich wach und energiegeladen und verfügt über einen ungetrübten Geist. Ist das Nähr-Qi jedoch schwach, sind auch die Funktionen des Blutes schwach und die Versorgung des Körpers sowie die Blutbildung sind gestört. Typische Folgen sind Blässe, Müdigkeit, ein zu niedriger Blutdruck oder Kopfschmerzen. Das Nähr-Qi hat eine enge Beziehung zum Blut. Es wird mit Hilfe der Aktivitäten von Magen und Milz aus dem Nahrungs-Qi gebildet.

Pathogenes Qi (Xie-Qi)

Entsprechend der chinesischen Interpretation beschreibt die Pathogenese die Lehre vom Ungleichgewicht des physischen und psychischen Zustands eines Menschen. Durch den Verlust der Balance von Körper und Geist wird Krankheiten ein fruchtbarer Nährboden bereitet. Hinsichtlich der Entstehung von pathogenem Qi gibt es neben äußeren und inneren Ursachen auch solche, die weder dem Äußeren noch dem Inneren entstammen. Zu den äußeren Ursachen zählen beispielsweise Umwelteinflüsse wie verunreinigtes Wasser, verschmutzte Luft oder belastete Nahrungsmittel. Den inneren Ursachen werden unter anderem lang anhaltende oder intensive Emotionen wie Wut, Freude, Grübeln, Traurigkeit und Kummer sowie Angst und Schreck zugerechnet. Als Ursachen, die weder im Inneren noch im Äußeren begründet sind, gelten zum Beispiel Unfälle und Tierbisse.

Sammel-Qi (Zong-Qi)

Zu den wichtigsten Aufgaben des Sammel-Qi zählen die Regulierung der Atmungsfunktion, der Transport und die Bewegung von Qi und Blut sowie die Wärmeregulierung der Gliedmaßen und die Erhaltung ihrer Bewegungsfähigkeit. Auch die Kraft und der gleichmäßige Rhythmus des Herzschlages sowie die Qualität des Sehens und Hörens sind stark von dieser Qi-Form bestimmt. Eine Schwächung des Sammel-Qi kann sich zum Beispiel in kalten Händen, einer schwachen Stimme und einer kraftlosen Atmung offenbaren. Das Sammel-Qi wird zu einem Teil aus dem Nahrungs-Qi und zum anderen Teil durch die Atmung gewonnen. Sein Sammlungsbereich liegt in der Mitte des Brustkorbes, einem Bereich, der auch als „Meer des Qi“ oder „Shanzhong“ bezeichnet wird.

Ursprungs-Qi (Yuan-Qi)

Das Ursprungs-Qi (auch als vorgeburtliches Qi bezeichnet) gilt als das grundlegende Qi des Menschen. Es ist die treibende Kraft, welche die Entwicklung und das Wachstum des Körpers fördert. Außerdem unterstützt es die Umwandlung von Nahrungs-Qi in Blut und aktiviert die Funktionen aller Organe und Meridiane. Das Ursprungs-Qi kann normalerweise nicht erneuert werden. Es ist jedoch möglich, es durch eine gesunde Lebensweise zu schonen und mit Hilfe anderer Qi-Arten vor einem übermäßigen Verbrauch zu bewahren. Ist das Ursprungs-Qi kraftvoll und harmonisch, ist das Leben in der Regel von Gesundheit, Vitalität und Ausgeglichenheit gekennzeichnet. Ist es hingegen schwach oder liegt ein Mangel an Ursprungs-Qi vor, treten schnell Erschöpfung, Müdigkeit, Verspannung und Krankheit auf. Das Yuan-Qi ist im Bereich der Nieren gespeichert. Seine Verteilung erfolgt über den Dreifachen Erwärmer.

Yang-Qi

Das Yang-Qi ist mit der Sonne vergleichbar, die alles wärmt, erhellt und aktiviert. Ohne die Sonne ist auf der Erde kein Leben möglich. Das Yang-Qi harmonisiert und stabilisiert den Körper und den Geist und schützt zugleich vor negativen Einflüssen. Es entspricht dem aufrechten Qi (Zheng-Qi) und umfasst sowohl das vorgeburtliche als auch das nachgeburtliche Qi.

Qigong

Authentisches Qigong stammt aus China, wo es vor etwa 10.000 Jahren in rituellen Stammestänzen, die dem Erhalt der Gesundheit dienten, seine Ursprünge hatte. Die ersten schriftlichen Hinweise sind etwa 4.000 Jahre alt. Seit seinen Anfängen entwickelten sich verschiedene Schulen des Qigong, so die buddhistische, die daoistische und die konfuzianische sowie jene der Kampfkünste und des medizinischen Qigong. Letztere gilt als eine der fünf Säulen der Traditionellen Chinesischen Medizin. Ergänzend zu den großen Schulen ist Qigong als Methode der Gesundheitspflege tief im Volkswissen verankert. Der Begriff Qigong bezeichnet eine Vielzahl von Übungen in Bewegung und in Stille sowie kombinierte Übungen aus beiden Komponenten. Basierend auf einer ganzheitlichen Betrachtungsweise regulieren Qigong-Übungen den Körper, die Atmung und den Geist. Sie stellen eine Balance zwischen Körper und Geist her und führen zugleich zu einer Harmonisierung des Menschen mit der Natur und seiner sozialen Umgebung. Qigong kann unabhängig von Religion und Glauben praktiziert werden. Es führt, sofern man es regelmäßig trainiert, zu guten Effekten bei der Vorbeugung, Linderung und

Heilung von Krankheiten. Darüber hinaus verhilft es zum Aufbau von innerer Kraft, reduziert Stress und stärkt Gelassenheit und Toleranz. Es dient der Veränderung, Verbesserung und Steigerung der menschlichen Fähigkeiten und ermöglicht, die natürlichen Anlagen von Weisheit und Intelligenz sowie andere Begabungen zur Entfaltung zu bringen.

Shaolin Neijin Qigong

Diese besondere Methode des Qigong, die auch unter dem Namen Shaolin Neijin Yizhichan® bekannt ist, blickt auf eine über 1.500-jährige Geschichte zurück. Ihre Wurzeln liegen im nördlichen Shaolin-Kloster in der chinesischen Provinz Henan. Weiterentwickelt und bewahrt wurde sie im südlichen Shaolin-Kloster in der Provinz Fujian. In den 1960er Jahren wurde sie durch Urgroßmeister Ashui Que erstmals außerhalb der Klostermauern verbreitet. Während „Shaolin" auf den Ursprungsort der Methode hindeutet, steht „Neijin" für innere Kraft oder inneres Potenzial. Der Begriff „Yizhichan" weist schließlich auf sogenannte Fingerübungen hin, die eine der Besonderheiten der Methode darstellen. Der Wortteil „Yizhi" steht dabei sowohl als Übersetzung für „ein Finger" als auch als Symbol dafür, dass mit den Fingern besondere Behandlungen erfolgen können, zu denen Akupressur, Massagen oder das Aussenden von Qi zu Heilungszwecken zählen. Darüber hinaus repräsentiert dieser Wortteil die Konzentration auf eine Methode, der man treu bleiben sollte, um gute Ergebnisse zu erzielen. Nicht zuletzt weist er auf besondere Fingerübungen hin, die unter anderem gezielt den Fluss des Qi in den Meridianen aktivieren, das Immunsystem stärken und die Gehirnkapazität vergrößern. Der Wortteil „Chan" basiert auf einer Form der Meditation, die etwa im 5. Jahrhundert n. Chr. in China entstanden ist. Er verweist auf den Weg zur Schulung des

Geistes, die einen engen Bezug zur buddhistischen Philosophie hat.

Ren-Mai

s. Meridiane | Die acht außerordentlichen Meridiane

Resorption

Der Begriff Resorption bezeichnet in der TCM vor allem den Übergang bestimmter Substanzen in das Blut oder die Lymphe. Beim Menschen spielt die Resorption maßgeblich bei der Verarbeitung und Nutzbarmachung der aufgenommenen Nahrung eine Rolle.

Schleim

s. Pathogene Faktoren

Shanzhong

Der Akupunkturpunkt Shanzhong liegt auf der Mittellinie des Brustbeins zwischen den Brustwarzen. Er wird auch als Ren Mai 17 oder Konzeptionsgefäß 17 bezeichnet. Seine Aktivierung durch Akupunktur, Akupressur oder Massage hilft unter anderem bei Husten, Atemnot, Asthma, Schmerzen, Beklemmung und Engegefühl im Brustbereich, sowie bei emotionellen Problemen wie Sorge und Angst.

TCM

s. Traditionelle Chinesische Medizin

Traditionelle Chinesische Medizin

Die Traditionelle Chinesische Medizin (TCM) hat ihre Ursprünge weit in vorchristlicher Zeit. Als Urvater der Methoden zur Förderung der Gesundheit und eines langen Lebens gilt der Gelbe Kaiser (Huang Di), der um 2.600 v. Chr. im Norden Chinas gelebt haben soll. Auf ihn wird auch eines der ältesten Standardwerke der TCM zurückgeführt, der „Klassiker des Gelben Kaisers zur inneren Medizin". Die TCM ist eine ganzheitlich ausgerichtete Erfahrungsmedizin, die bis in die heutige Zeit hinein von Generation zu Generation überliefert und weiterentwickelt wird. Wenngleich die TCM große Erfolge bei der Linderung und Heilung von Krankheiten aufweist, liegt ihr ursprünglicher Schwerpunkt auf der Vorbeugung und Gesunderhaltung. Der TCM werden fünf Säulen zugerechnet: Akupunktur, Massage, Heilkräutergaben, Ernährungstherapie und (medizinisches) Qigong. Im Vergleich zur TCM umfasst die traditionelle chinesische Heilkunst ein noch weiteres Spektrum, zu dem unter anderem die daoistisch und die buddhistisch geprägte Medizin zählen sowie Bereiche des Qigong. Im Sinne ihrer größeren Bandbreite ist sie der TCM übergeordnet.

Tugend-Energie

Die Tugend-Energie hat die wichtige Funktion, den Geist zu ernähren. Die ihr zugrundeliegende Energiequelle ist das Yang-Qi des Himmels, weshalb die Tugend-Energie auch als Himmels-Qi bezeichnet wird. Die Tugend-Energie steht in einer engen Verbindung zum Erd-Qi, das den Körper ernährt, sowie zu den inneren Organen und deren geistigen Aspekten. Konkret bestehen folgende Beziehungen: Menschlichkeit - Leber, Höflichkeit - Herz, Vertrauen – Milz, Gerechtigkeit – Lunge, Weisheit – Nieren. Die Tugend-Energie wirkt sich direkt auf den Zustand der inneren Organe und somit auf unser körperliches Wohlbefinden aus. Darüber hinaus beeinflusst sie maßgeblich die Gedanken, Emotionen und Charaktereigenschaften. Die Aufnahme bzw. der Aufbau der Tugend-Energie erfolgt durch moralisches Denken, Reden und Handeln sowie mittels Meditation, wie sie beispielsweise im authentischen Qigong praktiziert wird.

Wanderseelen (Hun)

Die drei Wanderseelen (Hun) haben ihre Wohnstätte der TCM folgend in der Leber. Sie treten im Zeitraum der Geburt in den Körper ein und kehren nach dessen Tod in eine Welt sehr feiner Energie zurück. Die drei Wanderseelen stellen eine wichtige Quelle für Lebensziele, Pläne, Projekte und zukunftsgewandte Visionen dar. Neben diesen gemeinsamen Funktionen kommen ihnen noch jeweils eigene Aufgaben zu. So trägt eine der drei Wanderseelen besondere Verantwortung für den Wohlstand, eine andere für den Gesundheitszustand und die dritte fördert schlechte Lebensgewohnheiten und beeinflusst Emotionen wie Wut oder Hass.

Willenskraft (Zhi)

Die Willenskraft ist aus Sicht der TCM in den Nieren beheimatet. Sie steht in einer engen Beziehung mit der Entschlossenheit und dem Antrieb des Menschen.

Wind

s. Pathogene Faktoren

Yin und Yang

Die Lehre von Yin und Yang ist eines der grundlegenden Elemente der chinesischen Philosophie und des Qigong. Die Begriffe Yin und Yang stehen für zwei gegensätzliche Pole, die durch ihre unterschiedlichen Charaktere nur gemeinsam ein vollständiges Ganzes bilden. Beispiele für derartige Paare sind Erde und Himmel, Nacht und Tag, Schatten und Licht, Frau und Mann. Die Lehre von Yin und Yang geht davon aus, dass die Eigenschaften aller Dinge in der Natur in Yin und Yang unterteilt werden können. Yin und Yang haben sowohl einander ergänzende als auch konträre Eigenschaften. Diese Eigenschaften und die daraus resultierende Dynamik zwischen beiden Polen sind die Quelle der Entwicklung, Veränderung und Umwandlung aller Dinge und damit die Basis für das Leben.

Yang-Organ

s. Zang-Fu-Organe

Yin-Organ

s. Zang-Fu-Organe

Yintang

Der Yintang ist ein wichtiger Akupunkturpunkt auf dem Meridian Du Mai. Er wird auch als Du Mai 25, als Lenkergefäß 25 oder als Siegelhalle bezeichnet. Der Yintang liegt zwischen den Augenbrauen in der Mittellinie der Nasenwurzel. Seine Aktivierung durch Akupunktur, Akupressur oder Massage hilft unter anderem bei Schnupfen, einer laufenden oder verstopften Nase, bei Nasennebenhöhlenentzündungen, frontalen Kopfschmerzen, Augenerkrankungen, niedrigem Blutdruck und Schockzuständen.

Zang-Fu-Organe

Die inneren Organe des Menschen werden in der TCM oft als Zang-Fu-Organe bezeichnet. Dabei wird zwischen sechs Zang- bzw. Yin-Organen (Leber, Herz, Milz, Lunge, Nieren, Perikard) und sechs Fu- bzw. Yang-Organen (Gallenblase, Dünndarm, Magen, Dickdarm, Blase, Dreifacher Erwärmer) unterschieden. Während die Zang-Organe über speichernde Eigenschaften verfügen, werden die Fu-Organe stetig angefüllt und geleert. Die Zang-Fu-Organe stehen paarweise in besonderer Beziehung zueinander. So sind Leber und Gallenblase verbunden, Herz und Dünndarm, Milz und Magen, Lunge und Dickdarm sowie Nieren und Blase. Neben den bereits aufgeführten Organen benennt die TCM noch sechs außerordentliche Yang-Organe, zu denen die Gebärmutter, das Gehirn, das Mark, die Knochen, die Blutgefäße und die Gallenblase (die zusätzlich auch als „normales" Fu-Organ gilt) gerechnet werden.

Literaturangaben

Authentisches Qigong in der chinesischen Tradition
von Buyin Zheng, Schirner

Dao-De-Jing
von Laozi, in seinen Ursprüngen entstanden im 6. Jahrhundert v. Chr. | Heiliges Buch vom Weg und von der Tugend | eine der ältesten daoistischen Schriften, die auch als Gründungsschrift des Daoismus bezeichnet wird | Standardwerk der chinesischen Philosophie

Gesund bleiben – gesund werden
von Buyin Zheng, Eigenpublikation

Grundlagen der chinesischen Medizin
von Giovanni Maciocia, Elsevier Urban & Fischer

Huang Di Nei Jing
entstanden um 475 bis 221 v. Chr.
Klassiker des Gelben Kaisers zur inneren Medizin | eines der ältesten Standardwerke chinesischer Heilkunst

Shuowen Jiezi
von Shen Xu (ca. 58-147 n. Chr.), Fenghuang Verlag

Siji Yangsheng
von Li Yang, Jincheng Verlag

Wortschatz Chinesische Medizin
von Li Tian und Anton Lachner, Elsevier Urban & Fischer

Yi Jing

entstanden um 700 v. Chr. | Buch der Wandlungen oder Klassiker der Wandlungen, auch als I Ging oder Zhou Yi bekannt | Sammlung von Strichzeichnungen und zugeordneten Sprüchen | ursprünglich für Orakelzwecke | ältester der klassischen chinesischen Texte | wichtiges Standardwerk der chinesischen Philosophie

Angebote der Internationalen Neijin QiGong Akademie von Großmeister Buyin Zheng

Buchveröffentlichungen

- Authentisches Qigong in der chinesischen Tradition | Basiswissen für chinesische Heilkunst | Ein Weg zu Gesundheit und innerem Frieden
  Gebundenes Buch, ca. 500 Seiten, s/w, mit zahlreichen Abbildungen
- Gesund bleiben – gesund werden | Die Weisheit der chinesischen Heilkunst
  Paperback, 196 Seiten, farbig, mit zahlreichen Abbildungen

(Online-) Publikationen | zum Teil kostenfrei

- Audiomeditationen
- Qigong-Übungsanleitungen
- Praktische Tipps zur Gesundheitspflege und Rezepte

Kurse und Seminare

- Qigong-Kurse und -Seminare
- Qigong-Sommer- und Gesundheitsakademien
- Betriebliche Gesundheitsprävention
- Qigong-Einzeltraining
- Taijiquan-Kurse
- Online-Meditationen und -Energieübertragungen (zum Teil kostenfrei)

Ausbildungen

- Ausbildungen für Qigong-Lehrer*innen und -Therapeut*innen
- Ausbildungen auf dem Gebiet der Qigong-Gesundheitsdiagnose
- Ausbildungen auf dem Gebiet der Taidan®-Gesundheitsmassagen

In allen Ausbildungen lernen Sie das Wesen der Traditionellen Chinesischen Medizin (TCM) verstehen und anzuwenden. Sie erfassen das Meridiansystem als ganzheitliche Verbindung von Körper, Geist und Seele und spüren durch Qigong-Übungen unmittelbar die positiven Wirkungen der Energie „Qi“. Die Ausbildungen dienen stets auch der eigenen Gesundheit. Hat man die heilsamen Wirkungen selbst erfahren und die Anwendung der jeweiligen Methode erlernt, ist man in der Lage, anderen Menschen gut zu helfen – von ganzem Herzen und mit Kompetenz.

Beratung und Therapie

- Taidan®-Gesundheitsmassagen und Druckakupunktur
- Persönliche Gesundheitsdiagnosen
- Vorträge zur chinesischen Heilkunst und Philosophie (zum Teil kostenfrei)

Besuchen Sie uns im Internet:

Homepage der Internationalen Neijin QiGong Akademie

www.neijin-qigong.com

Aktuelle Angebote der Internationalen Neijin QiGong Akademie

https://shop.neijin-qigong.com

Homepage des Zentrums für Traditionelle Chinesische Medizin

https://taidan-gesundheit.com

Youtube-Kanal von Buyin Zheng

www.youtube.com